# Ánanda Márga Caryácarya

*L'emblème de l'Ánanda Márga représente son idéologie. Le triangle pointant vers le haut marque l'action, s'exprimant par un service désintéressé à toute la création ; celui pointant vers le bas, la connaissance intérieure, issue de la méditation spirituelle. L'association des deux permet un progrès sur tous les plans, représenté par le soleil levant et aboutissant à l'éveil, la victoire spirituelle, but du pratiquant symbolisé par la croix svastika.*

# Ánanda Márga Caryácarya

# Manuel pratique de l'Ánanda Márga

*Rites, fonctionnement,
règles et pratiques yoguiques*

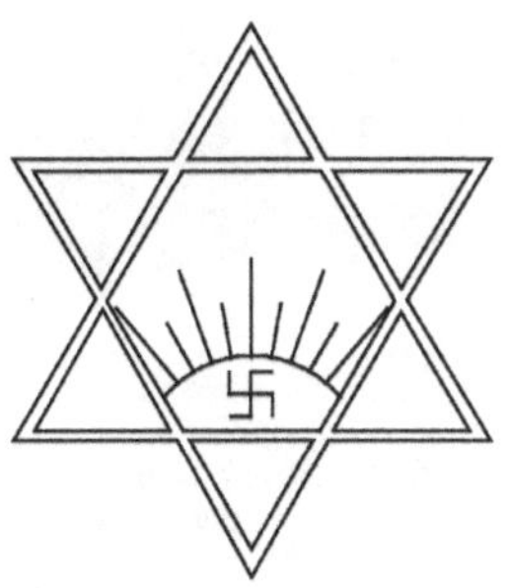

*tomes 1 à 3*

# Shrii Shrii Ánandamúrti

Éditions Ananda Marga, 153 avenue Joffre, Perpignan, France.

ISBN 978-2-907234-06-1  Dépôt légal 2$^e$ semestre 2020 1$^{re}$ édition.

# Note introductive

Ceci est la traduction de la version anglo-indienne de l'ouvrage bengali[1]. Nous avons rajouté en fin de volume :

– des pages sur les danses,

– la prononciation et la transcription des *mantras* sanscrits,

– un glossaire unique complété (par ex. par des détails sur la pratique du *kiirtana* ou par de nouvelles entrées et citations) qui rassemble ceux des tomes 1 et 3,

– une table des matières détaillée en fin d'ouvrage avec :

· la liste alphabétique des postures par noms français, et

· la liste alphabétique par noms sanscrits.

Les diverses méthodes de méditation spirituelle enseignées par les professeurs *(ácárya)* de l'association Ánanda Márga ne le sont pas dans cet ouvrage bien que l'on y trouve une description générale de certaines d'entre elles : leur enseignement, individuel, est strictement oral. Les professeurs spirituels de l'Ánanda Márga sont toujours prêts à les enseigner, gracieusement, à tout aspirant sincère.

L'éditeur français

---

[1] Les versets sanscrits étant toutefois traduits directement du sanscrit ; de plus quelques autres passages ont été directement traduits du bengali. (ndt)

# Le commandement suprême

Méditer deux fois par jour régulièrement nous assure de penser à Dieu au moment de la mort et d'atteindre ainsi à lui[1]. Tout aspirant à la félicité éternelle[2] doit donc méditer deux fois par jour, c'est le commandement du Seigneur.

Sans conduite morale, on ne peut méditer, suivre les principes moraux spirituels[3] est donc également le commandement du Seigneur. Refuser ce commandement n'est rien d'autre que se jeter dans les affres de la vie animale pour des millions d'années.

Pour que personne ne subisse de tels tourments, que chacun puisse jouir de la Paix éternelle sous la protection aimante de Dieu, c'est le devoir de chaque pratiquant de s'efforcer d'amener tout le monde sur le bienfaisant chemin de la Félicité. Conduire autrui à la voie juste fait partie intégrante de la pratique spirituelle.

Shrii Shrii Ánandamúrti

---

[1] *Mukti.* (ndt)
[2] *Ánanda márgii.* (ndt)
[3] *Yama niyama*, détaillés p. 82. (ndt)

*Ánanda Márga Caryácarya*

*tomes 1 à 3*

# Sommaire

Préface à la première édition indienne,

Jamalpur, Inde, 1956

La première condition au progrès physique, mental et spirituel de l'humanité est un ordre social sain. Ánanda Márga[1] œuvre à instaurer un ordre social nouveau, qui tienne compte des habitudes mentales de la population et pense à ses bonheurs et à ses malheurs. Elle retient pour cela tout ce qui est juste et naturel, et suggère quelques moyens de rectification sociale. Elle refuse son soutien aux parties de notre société qui la gangrènent et qui dissimulent sous une fausse civilité leurs maux et maladies mentales.

Je crois fermement que tous les gens instruits et doués de discernement de cette terre, surtout la jeune génération, soutiendront sans hésiter notre idéal parce qu'ils attendaient quelque chose comme cela avec impatience.

Soyez victorieux !

---

[1] Littéralement : « La Voie de la Béatitude divine », désigne ici l'association cultuelle et de progrès social qu'est *Ánanda Márga Pracáraka Saṁgha* dite Ánanda Márga. (ndt)

# 1. Le baptême et la première prise de nourriture solide du nourrisson *(játakarma)*

Quand un enfant a six mois[1] (entre six mois et un an), que cinq membres au moins d'Ánanda Márga se rassemblent, un jour convenant à tout le monde.

Que l'on couche l'enfant devant eux[2]. Que l'enseignant spirituel *(ácárya)*, ou la personne ayant le plus d'ancienneté si l'on ne peut trouver d'enseignant spirituel, entonne les versets de bénédiction suivants, repris par toute l'assistance[3] :

*Oṇm,*
*Madhu vátá rtáyate, madhu kśarantu sindhavah,*
   *mádhviir nah santv ośadhiih,*
*Madhu naktam utośaso, madhumat párthivaṁ rajah,*
   *madhu dyaor astu nah pitá,*
*Madhumán no vanaspatir, madhumán astu súryah,*
   *mádhviir gávo bhavantu nah.*
*Oṇm madhu, Oṇm madhu, Oṇm madhu.*

[*Rg Veda*, I, 90, 6-8

Signification du mantra :

« Que les Vents soient doux, que les Eaux coulent pures et calmes, que la Végétation nous soit bienveillante.

Que la nuit comme les jours nous soient doux, que l'atmosphère de cette Terre soit agréable, que le Ciel nous soit propice.

Que les arbres fruitiers produisent, que le soleil soit doux et nos bêtes bénies.

---

[1] Voir p. 125. (ndt)
[2] On prévoira une vasque pour baigner l'enfant et un récipient contenant l'eau, avec une tasse pour que les participants puissent la verser dans la vasque. (ndt)
[3] Voir p. 198 la prononciation de ce *mantra* (ndt)

Douceur divine, Douceur divine, Douceur divine[1] ! »]

Après cela, l'assistance dit dans sa langue maternelle ou dans une langue intelligible à tous ceux présents :

« Ô Seigneur miséricordieux, que nous soyons conjointement à même de subvenir aux besoins matériels, aux soins médicaux et à la croissance physique de cet enfant qui fait aujourd'hui son entrée dans notre communauté. »

– Tous ceux présents remplissent une coupe d'eau (fraîche ou tiède selon la saison) et la versent dans la vasque où l'on baignera l'enfant.

– L'assistance entonne une deuxième fois :
*Onm,*
*Madhu vátá rtáyate, madhu kśarantu sindhavah,*
   *mádhviir nah santv ośadhiih,*
*Madhu naktam utośaso, madhumat párthivam rajah,*
   *madhu dyaor astu nah pitá,*
*Madhumán no vanaspatir, madhumán astu súryah,*
   *mádhviir gávo bhavantu nah.*
*Onm madhu, Onm madhu, Onm madhu !*

Puis récite :

« Ô Seigneur miséricordieux, que nous soyons à même de fournir à cet enfant qui fait aujourd'hui son entrée dans notre communauté, une éducation propice à son développement mental. »

– Chacun des participants verse à nouveau une coupe d'eau dans la vasque.

– L'assistance entonne une troisième fois :
*Onm,*

---

[1] Ou : « que la bienveillance de Dieu imprègne les trois mondes (physique, mental et spirituel) » (ndt)

*Madhu vátá rtáyate, madhu kśarantu sindhavah,*
  *mádhviir nah santv ośadhiih,*
*Madhu naktam utośaso, madhumat párthivam rajah,*
  *madhu dyaor astu nah pitá,*
*Madhumán no vanaspatir, madhumán astu súryah,*
  *mádhviir gávo bhavantu nah.*
*Onm madhu, Onm madhu, Onm madhu !*

Elle récite en cœur :

« Ô Seigneur miséricordieux, puissions-nous, par une éducation appropriée, élever spirituellement cet enfant qui fait aujourd'hui son entrée dans notre communauté. »

– Chacun des participants verse une nouvelle fois une coupe d'eau dans la vasque.

– L'assistance entonne une quatrième fois le verset de bénédiction : *Onm,*
  *Madhu vátá rtáyate, madhu kśarantu sindhavah,*
    *mádhviir nah santv ośadhiih,*
  *Madhu naktam utośaso, madhumat párthivam rajah,*
    *madhu dyaor astu nah pitá,*
  *Madhumán no vanaspatir, madhumán astu súryah,*
    *mádhviir gávo bhavantu nah.*
  *Onm madhu, Onm madhu, Onm madhu !*

Puis récite :

« Ô Seigneur miséricordieux, puissions-nous voir dans cet enfant, sous la forme duquel tu nous es apparu aujourd'hui, ton Omniprésente Manifestation.

Nous baptisons ensemble cet enfant : « ..................... »

– Le parent, ou le tuteur, de l'enfant baigne alors ce dernier dans cette eau sanctifiée.

– On donne ensuite à l'enfant sa première nourriture solide.

Les parents ou tuteurs peuvent, s'ils le souhaitent et qu'ils en ont les moyens financiers, organiser une réception pour célébrer cette occasion. Il est interdit d'emprunter ou de s'endetter pour cela.

Vingt-et-un jours après la naissance d'un enfant, on considèrera l'enfant et sa mère, après qu'ils aient pris un bain, purs du point de vue ordinaire.

Jamalpur, 1956

## 2. L'initiation *(diiksá)*

Lorsque l'enfant a cinq ans, qu'il atteint à un certain niveau de conscience, ses parents, frères, sœurs ou tout tuteur peuvent l'initier au *náma mantra*[1] [la méthode de méditation préliminaire]. On lui indique de s'asseoir dans la position du lotus *(padmásana)*. Il peut, au lieu d'entrelacer les doigts, placer les mains l'une sur l'autre, paumes au-dessus. Qu'il garde la colonne vertébrale bien droite. On lui demande alors de ressentir ou d'imaginer qu'autour de lui tout, et tout ce qu'il visualise, est Dieu *(Brahma)* lui-même.

À douze ans, l'enfant sera initié par un professeur spirituel *(ácárya[2])* au yoga *sádháraña* [« universel »] et, à partir de seize ans, au « yoga *sahaja* » [« la pratique de l'état naturel »]. Si l'on juge les postures de yoga *(ásanas)* indispensables, on peut les enseigner même si le pratiquant n'a pas encore seize ans[3].

Les professeurs spirituels *purodhás*[4] peuvent enseigner des leçons de yoga *vishesá* [supérieur] aux initiés experts en yoga

---

[1] « L'incantation du nom [de Dieu] ». (ndt)

[2] *Ácárya* désignera partout aussi bien *ácárya* (masc.) qu'*ácáryá* (fém.) (ndt)

[3] Le yoga *sádháraña* n'en comprend pas. (ndt)

[4] Des yogis professeurs spirituels *(ácárya)* ayant atteint un haut degré de réalisation et de renoncement, et qui pratiquent et enseignent le difficile *vishesá yoga*. (ndt)

*sahaja* qui ont un désir ardent d'apprendre ce yoga supérieur et qui peuvent y consacrer suffisamment de temps chaque jour.

Les professeurs spirituels *(ácárya* ou *purodhá)* ne se feront pas rémunérer par leurs initiés pour l'initiation [et l'enseignement]. Il est [toutefois] du devoir de tout pratiquant de la Voie *(ánanda márgii)* de veiller à la sécurité financière des professeurs spirituels.

Une personne de plus de douze ans ne peut être initiée que par un professeur spirituel *(ácárya[1])* ou un *táttvika[2]*. Aucun paiement ne sera réclamé pour cette initiation. Le processus de *dakśińá* [l'offrande au maître] est le même pour le *náma-mantra* et les yogas *prárambhika[3]*, *sádhárańa* et *sahaja*. Dans le *náma-mantra*, il n'y a ni *shuddhis* [techniques mentales de retrait de l'identification au corps et de concentration[4]] ni répétition syllabique du *mantra*. L'on prendra des dispositions pour que ceux initiés au *náma-mantra* puissent apprendre peu à peu les principes de l'éthique yoguique[5] *(yama* et *niyama)*. Autant que possible, il est préférable de ne pas initier plus d'une personne à la fois au *náma-mantra*. On n'enseignera pas le *náma-mantra* à plus de quatre personnes à la fois.

## Le nom sanscrit

Au moment de l'initiation ou peu de temps après, ceux qui n'ont pas de nom sanscrit devraient s'en faire donner un par le professeur spirituel *(ácárya)*. On devrait suffixer le titre *deva/[devii]* au nom. Chacun est libre d'utiliser son propre nom

---

[1] Ou *purodhá*, le *purodhá* étant un *ácárya* – un professeur spirituel – de rang supérieur. (ndt)
[2] Voir p. 20 et le glossaire (commençant p. 183). (ndt)
[3] Le *prárambhika yoga* est une méthode élémentaire, mais plus avancée que le *náma mantra*. (ndéi)
[4] Voir aussi p. 173 (ndt)
[5] Voir p. 82 et suivantes, et aussi p. 17. (ndt)

de famille mais plus on fait usage du titre *deva*, mieux c'est[1]. On utilisera le nom sanscrit dans tous les rapports courants. Même si le nom attribué est sanscrit, vous montrerez un respect égal et donnerez toutes ses chances à chaque langue.

## L'enseignement

1) Seul un petit nombre d'individus sélectionnés sera initié au *visheśa yoga* [yoga supérieur]. Les *purodhás* sont les seuls autorisés à transmettre cette initiation.

2) Ceux qui en sont dignes et possèdent un désir sincère seront initiés au yoga *sahaja* [naturel]. Les professeurs spirituels *(ácárya[2])* sont seuls autorisés à les y initier.

3) Le professeur spirituel formera au seul yoga *sádháraña* [(ordinaire)] les personnes à qui la pratique du yoga *sahaja* ne convient pas, ou qui ne peuvent pas le pratiquer, quelle qu'en soit la raison. Dans le yoga *sádháraña*, il n'y a aucune règle alimentaire, les postures *(ásanas)* ne faisant pas partie de ce cours.

4) L'enseignant spirituel formera au yoga *prárambhika* [(initial)] ceux à qui la pratique du yoga *sádháraña* ne convient pas. Il n'y a pas non plus de postures dans le yoga *prárambhika* et donc pas non plus de règles alimentaires.

S'il en décide ainsi, l'enseignant peut former à la pratique des postures ceux qui ont un désir sincère de les pratiquer ou qui en ont besoin pour des raisons physiques ou mentales, même conjointement au yoga *prárambhika*.

---

[1] Au Bengale par ex. il est habituel de faire suivre le prénom du titre *devii* *(devii* : féminin de *deva)* quand on s'adresse à une dame. On met ainsi en avant le respect qu'on accorde à la personne *(deva* signifie « divin ») et la nature divine de chacun d'entre nous. Les noms de famille indiens, souvent des titres ou des noms de métier, parfois déformés, renvoient généralement à la caste ; faire usage du titre *deva* encourage de ce fait à faire abstraction de celle-ci. (ndt)

[2] Rappelons que les *purodhás* sont des *ácáryas*. (ndt)

Même si c'est un yogi *prárambhika* qui pratique les postures *(ásanas)*, il lui faut respecter les règles relatives à leur pratique (p. 131 (tome 3)).

Si le professeur spirituel dispose de peu de temps, il formera au début au yoga *prárambhika*, même ceux ayant des *samskára* élevés. Par la suite, le professeur spirituel formera l'initié au yoga *sádháraṅa* ou *sahaja*, une fois qu'il se sera bien assuré de sa valeur.

5) L'initiation aux yogas *prárambhika*, *sádháraṅa* et, dans certains cas particuliers, *sahaja* se fait devant l'emblème[1] *(pratiika)*.

Jamalpur, 1956

# 3. La pratique spirituelle *(sádhaná)*

La pratique spirituelle vise le développement complet de l'être humain. Elle enseigne non de renoncer au monde mais la pleine utilisation de ses capacités physiques et mentales. S'il est nécessaire pour avancer dans le domaine social ou économique d'adopter une bonne méthode, il est de même nécessaire dans le domaine physique et mental d'aller de l'avant de façon scientifique avec méthode et discipline.

**Les huit pratiques suivantes**[2] permettent de préserver la santé et le calme physique et mental. Elles sont à suivre strictement :

1) **Yama** [ne pas blesser ni nuire, la vérité bienveillante, l'honnêteté, voir Dieu en tout et tous, vivre simplement],

2) **Niyama** [la propreté/pureté, le contentement, la pénitence/le sacrifice, l'étude/lecture spirituelle et la méditation].

---

[1] Voir p. 73. (ndt)
[2] Les huit ressources du « yoga en huit ressources » *(aśťáuṇga yoga)* systématisé par Patañjali, l'auteur des célèbres *Yoga-sûtras*. (ndt)

On s'adressera à un professeur spirituel *(ácárya)* pour toute instruction personnalisée à la pratique de ces principes moraux et spirituels du yoga.

Ces principes d'éthique illustrent parfaitement comment se conduire à l'égard du monde qui nous entoure. La pratique de cette morale spirituelle[1] *(yama* et *niyama)* engendre une humanité idéale. Ceux qui se sont établis en elle s'affranchissent des huit tendances enchaînantes[2] *(pásha)* et des six ennemis intérieurs[3] *(ripu)[4]*, s'élevant ainsi hors de portée de la divine force d'illusion *(avidyá)*. À ce propos, il faut garder à l'esprit que surmonter ces tendances entravantes et ennemies ne consiste pas à les éliminer. Le maintien de la vie requiert ces tendances naturelles, mais vous ne devez pas leur être soumis, ce sont elles qui doivent vous être soumises.

3) **Les postures** *(ásana). La posture de yoga est celle qu'on peut tenir avec confort physique et tranquillité d'esprit.*[5]

La pratique des postures de yoga guérit le système glandulaire de toutes ses maladies. Elle favorise un équilibre mental propice aux pratiques spirituelles. On ne devrait pratiquer les postures qu'après instructions d'un enseignant spirituel *(ácárya)*.

4) **La pratique maîtrisée du souffle** *(pránáyáma).*

Il y a une relation inséparable entre le souffle et l'esprit. Le manque de régularité du souffle implique l'agitation mentale et

---

[1] Voir p. 82 et suivantes ou, mieux, lire *Un Guide de conduite humaine – Yama niyama, les principes moraux et spirituels du yoga*, Éditions Ananda Marga, France, 2015, du même auteur, Shrii Shrii Ánandamúrti. (ndt)

[2] « Servitudes imposées de l'extérieur que l'on doit combattre » *(Shabda Cayaniká Part 4*, de l'auteur) et qui sont « la haine, le doute, la peur, la honte, le rejet, et (l'attachement orgueilleux à) son lignage, sa conduite morale et son prestige ». (ndt)

[3] « Que l'on doit réguler » (ibid.) : « le désir, la colère, l'avidité/convoitise, l'engouement, l'orgueil et l'envie/la jalousie. » (ndt)

[4] *Asta-pásha : ghrná, shamká, bhaya, lajjá, jugupsá, kula, shiila, mána. Sad-ripu : káma, krodhá, lobha, moha, mada, mátsarya.* (ndt)

[5] *Yoga-sûtra II, 46.* (ndt)

vice-versa. Le *pránáyáma* est une méthode scientifique de maîtrise du souffle, et donc de l'esprit, qui favorise grandement la pratique spirituelle *(sádhaná)*.

La pratique de la méditation contemplative *(dhyána)* devient un gouffre de temps si l'on ne pratique pas la régulation du souffle *(pránáyáma)* comme il se doit. La maîtrise du souffle doit s'apprendre d'un professeur spirituel certifié *(ácárya)* sans quoi sa pratique peut s'avérer dangereuse[1].

5) **Le recueillement yoguique** [ou méthode d'abstraction du monde temporel] *(pratyáhára)*. *Pratyáhára* signifie littéralement « retrait » : se dégager mentalement de l'attirance incessante pour divers objets.

« L'offrande des couleurs » *(varńárghyadána* [le *« guru pújá »*]) qui consiste à offrir ses couleurs mentales à Dieu en tant que guide spirituel *(guru)* en est la méthode la plus simple. Sa pratique est indépendante de la présence physique du maître spirituel. [Lire l'hymne p. 74]

La technique du recueillement yoguique s'apprend auprès des professeurs spirituels.

6) **La méditation-concentration** *(dhárańá)*. La méditation de type concentration consiste à concentrer toutes ses tendances psychiques *(citta)* en un point prescrit. Les professeurs spirituels enseignent cette technique aux personnes remplissant les conditions requises.

7) **La contemplation** *(dhyána)*. La méditation contemplative est un état continu, tel un écoulement d'huile, du substrat mental, le *citta*, où toutes les propensions psychiques sont engagées dans l'objet de la méditation.

8) **L'union mystique** *(samádhi)*. Lorsque les tendances psychiques sont toutes en suspens, suite à la pratique de la

---

[1] Voir dans le glossaire p. 190. (ndt)

contemplation spirituelle *(dhyána)*, se produit l'union mystique *nirvikalpa* [« au-delà de toute activité psychique »].

Dans l'union mystique atteinte par la pratique de la méditation d'abandon de soi au Seigneur *(Iishvara prańidhána[1])*, le sentiment de « je » et les propensions mentales ne sont pas totalement en suspens. On se retrouve cependant dans la posture divine, l'individualité *(jiiva)* s'établit dans l'Infinitude. C'est l'union mystique *savikalpa* [« avec participation mentale »].

Jamalpur, 1956

## 4. Les enseignants spirituels *táttvika*, *ácárya* et *purodhá*

1) Seules les personnes sincères, de grande fermeté d'âme et dotées d'une intelligence pénétrante ainsi que ceux qui comprennent et peuvent faire comprendre la philosophie aux autres peuvent devenir professeurs spirituels *(ácárya[2])*.

2) Les professeurs spirituels *(ácárya)* qui ont un minimum de cinq cents initiés et sont experts dans le difficile *visheśa yoga* peuvent postuler pour la formation de *purodhá[3]*.

3) Les personnes qui peuvent inspirer au moins vingt autres personnes (cinq dans des conditions hors du commun) à suivre le chemin de la spiritualité peuvent recevoir la formation de *táttvika[4]*.

4) Autant que possible, seuls les *purodhás* seront élus ou nommés à des postes de responsabilité dans Ánanda Márga *(Márga)*.

---

[1] La première leçon des yogas *prárambhika*, *sádhárańa* et *sahaja* d'Ánanda Márga ; voir à *Iishvara* et à *prańidhána* dans le glossaire (p. 183). (ndt)

[2] « Celui qui enseigne par sa conduite ». (ndt)

[3] Le terme *purodhá* est expliqué note 4 p. 14.

[4] « Celui qui connait la doctrine », voir glossaire (p. 183). (ndt)

Dans le but de la propagation universelle des idéaux de la Voie *(Márga)*, on peut relâcher ces règles de temps à autre avec le consentement de l'Assemblée centrale[1] et du Premier *purodhá*[2] *(purodhá pramukha)*.

## 5. L'analyse et la rectification morales

Si un pratiquant d'Ánanda Márga *(ánanda márgii)* transgresse les principes moraux spirituels yoguiques *(yama niyama)*, il doit confesser sa faute à un enseignant spirituel *(ácárya)* et demander une punition, le jour même ou le jour de la prochaine réunion de méditation *(dharmacakra)*.

L'enseignant spirituel prescrira une punition qui sera de nature uniquement mentale ou physique, et non pécuniaire ou de toute autre nature, aux personnes en faute.

Les professeurs spirituels prescriront une punition sous la forme d'un service à rendre à la société (un travail d'intérêt général) mais n'accepteront pas le moindre service pour eux-mêmes de la part de la personne en faute.

Si la rectification de l'offense est possible, au lieu de donner une simple punition, l'enseignant fera rectifier sa faute à la personne par des moyens appropriés et lui demandera de faire plus attention à l'avenir. Si la faute est grave, l'enseignant peut punir la personne publiquement mais ne révèlera pas la nature de la faute.

Que sa conduite ait été ou non défectueuse, l'on exposera au professeur spirituel *(ácárya)* (ici « professeur spirituel » désigne tout professeur spirituel[3]) dans quelle mesure l'on suit les principes moraux yoguiques *(yama* et *niyama)*. On gardera à ce propos, la date du précédent exposé à l'esprit.

Jamalpur, 1965

---

[1] Voir chap. 39, p. 66. (ndt)
[2] Voir p. 192. (ndt)
[3] C'est-à-dire pas forcément le professeur attitré du pratiquant (qui est celui qui l'a initié ou celui qui le remplace en son absence). (ndt)

## 6. La relation avec l'enseignant spirituel *(ácárya)*

En l'absence de toute relation antérieure, et compte tenu de leurs âges respectifs, la relation entre l'enseignant spirituel *(ácárya)* et l'initié sera celle d'un frère ou d'une sœur aîné(e) et de son frère ou de sa sœur cadet(te). Si l'initié est plus jeune, il peut saluer l'enseignant spirituel en lui touchant les pieds[1]. Même si l'enseignant spirituel est plus jeune qu'eux, les initiés peuvent le saluer en lui touchant les pieds s'ils le désirent. Les initiés ne doivent toutefois pas se prosterner *(sáśt́áuṋga praṋáma)* devant l'enseignant spirituel. Ces règles s'appliquent aussi aux relations entre disciples. Adressez-vous toujours avec respect à l'enseignant spirituel.

Jamalpur, 1956

## 7. Les méthodes de salutation

Il y a trois méthodes de salutation : 1) La prostration *(sáśt́áuṋga praṋáma)* 2) La révérence où l'on incline la tête et touche les pieds *(caraṋa sparsha praṋáma)* et 3) Le salut respectueux *(namaskára)*.

- **La prostration**[2] *(sáśt́áuṋga praṋáma)* : cette salutation symbolise la simplicité. Elle est à faire devant le père spirituel de l'Ánanda Márga *(márga guru)* et devant lui seul. Elle représente la soumission à l'idéologie. Les femmes peuvent saluer en touchant le sol avec le front [à partir de la position agenouillée] au lieu d'une complète prostration.

- **La révérence** où l'on incline la tête et touche les pieds *(caraṋa sparsha praṋáma)* : cette salutation consiste à toucher

---

[1] Ce type de salutation, courante en Inde à l'égard des personnes considérées avec beaucoup de respect, exprime la révérence tout en permettant de recevoir leur bénédiction, voir précisions section suivante. (ndt)

[2] Où l'on s'étend à terre de tout son long les bras en avant. (ndt)

les pieds de la personne révérée de ses mains pour ensuite se toucher le front de ses mêmes mains. On ne devrait saluer ainsi que des personnes méritant une haute considération d'un point de vue temporel ou spirituel. Autant que possible réservez cette salutation à ce genre de personnes. Ne la faites jamais à des gens que vous n'estimez pas et ce quels qu'ils soient.

**- La salutation** respectueuse *(namaskára)* : le *namaskára* se fait en joignant les mains (doigts contre doigts, paume contre paume) et en touchant l'*ájiṇá cakra* [entre les sourcils] avec les pouces, sans incliner la tête. On peut saluer ainsi toute personne, quel que soit son âge, parce qu'on pratique cette salutation avec le ressenti que tous sont la manifestation de l'Être suprême.

Ne serrez pas la main des gens parce que c'est peu hygiénique. Comme vous n'êtes l'esclave de personne, ne faites jamais le *kurnish* [un genre de court salut signifiant sa soumission à une personne qui a autorité sur soi] à qui que ce soit. Le *kurnish* symbolise l'esclavage et cette forme de salutation est donc strictement interdite.

Jamalpur, 1956

# 8. La pratique de l'aube *(páiṇcajanya)*

Chaque matin à cinq heures, les pratiquants spirituels *(sádhakas)* se réuniront au centre de méditation *(jágrti[1])* ou, là où il n'y en a pas, dans un endroit approprié désigné [pour cela]. Ils chanteront ensemble cinq minutes de chants spirituels *Prabhát Saḿgiit[2]*, feront quinze minutes de chant et danse d'abandon de soi en Dieu *(kiirtana)* puis dix minutes de méditation[3].

---

[1] Littéralement, « lieu d'éveil » ; un centre spirituel. (ndéi)

[2] Un ensemble de 5018 poèmes spirituels et psycho-spirituels chantés, composés par Prabhát Rañjan Sarkar *(Shrii Shrii Ánandamúrti)*. (ndéi)

[3] On pourra utiliser le chant *Nityaḿ shuddham* (p. 77) pour indiquer la fin de la méditation. (ndt)

Ce sera la pratique de tous les jours de la semaine sauf le dimanche : le dimanche, ce sera dix minutes de *Prabhát Saḿgiit*, quinze minutes de *kiirtana* [chant et danse méditatif] et au moins dix minutes de méditation. Ce programme s'appelle « la pratique de l'aube » *(páiṇcajanya)*.

Calcutta, 1986

## 9. La réunion de méditation *(dharmacakra)*

La réunion de méditation *(dharmacakra)* est un rassemblement de pratiquants spirituels réunis pour une méditation d'abandon de soi au Seigneur *(Iishvara praṅidhána)* collective et des discussions spirituelles. Tous s'assiéront en rangs adjacents, les femmes et les hommes en rangs séparés. Quiconque joignant la réunion de méditation après que [la méditation spirituelle,] l'*Iishvara praṅidhána*, a commencé, occupera silencieusement, en bon ordre, un siège approprié.

La méditation spirituelle *(Iishvara praṅidhána)* aura été programmée à une heure précise. Sa pratique individuelle finie, attendre silencieusement que la durée de la méditation, fixée par un enseignant spirituel *(ácárya)*, s'achève. Le signal donné, tous (y compris ceux encore en méditation) doivent s'apprêter à se joindre à la réunion.

Au début de la méditation (l'*Iishvara praṅidhána)*, on chante le *mantra* suivant trois fois de suite :

*Saḿ gacchadhvaḿ, saḿ vadadhvaḿ saḿ vo manáḿsi jánatám ! Devá bhágaḿ yathá púrve, saḿjánáná upásate :*
*Samánii va ákútih, samáná hrdayáni vah(a),*
*Samánam astu vo mano, yathá vah(a) susahásati.*[1]

---

[1] Prononciation p. 199 ; ce chant fameux est tiré du très ancien *Rig Véda (X, 191, 2 et 4)*. (ndt)

*[Allons ensemble, d'une même et juste voix, accordons-nous en esprit, comme les sages du passé s'accordaient pour partager. Unissons notre aspiration, unissons nos cœurs, que nous allions, d'une seule et même pensée, d'un parfait ensemble ![1]*

La méditation s'achève avec le chant *Nityaṁ shuddham* (p. 77)]

Instructions :

1) Organisez une réunion de méditation tous les dimanches à une heure choisie par l'enseignant spirituel *(ácárya)* local. Vous pouvez aussi en organiser une les jours de fête.

2) Tout pratiquant en bonne santé doit participer à la réunion de méditation hebdomadaire. Celui qui ne peut pas y assister à l'heure dite en raison de ses tâches gouvernementales ou de services prodigués à des patients ira au centre de méditation *(jágrti)*, à un autre moment de la même journée, y pratiquer une méditation d'abandon de soi au Seigneur *(Iishvara praṅidhána)*. Si même cela n'est pas possible, il sautera un repas principal à la fin de cette semaine-là.

3) À la réunion de méditation, tout le monde doit s'asseoir sur une surface commune [ou des sièges semblables] et porter des vêtements acceptables par la société.

4) Les personnes non membres de la Voie (non-*márgiis*) qui ont un ardent désir spirituel peuvent assister à la réunion de méditation en spectateur. Dans ce cas, ils devront faire connaître leurs intentions et obtenir la permission préalable du gérant du centre de méditation *(jágrti)*. Seuls les pratiquants membres de l'Ánanda Márga *(ánanda márgiis)* seront autorisés à poser ou à répondre aux questions dans une réunion de méditation. Pour satisfaire la curiosité spirituelle des non membres, on

---

[1] Traduit d'après le commentaire de l'auteur dans *Nectar de l'Enseignement spirituel tome 3*. (ndt)

organisera par ailleurs des conférences sur les principes philosophiques *(tattvasabhá)* de la Voie.

Jamalpur, 1956

## 10. La lecture/l'étude spirituelle *(svádhyáya)*

[La lecture/étude spirituelle peut être individuelle ou enseignée :] lorsqu'on lit à haute voix et explique les Écritures spirituelles *(dharmapustaka)* de l'Ánanda Márga devant les pratiquants assemblés, on parle d'étude spirituelle enseignée *(aopádhyáyika svádhyáya)*.

Les Écritures spirituelles d'Ánanda Márga comprennent :
*Sublime Spiritualité, La Science sacrée des Védas,*
*La Spiritualité de la Katha Oupanishad,*
*L'Enseignement philosophique de la Shwetâshwatara*
  *Oupanishad,* etc.[1],
la série *Nectar de l'Enseignement spirituel*[2]
ainsi que les livres *Je salue la Splendeur de Krishna*[3] et
*Mes hommages, ô Shiva le tranquille*[4] ;

le reste de la littérature d'Ánanda Márga étant des textes complémentaires. *Ánanda Sútram* est notre traité philosophique, et *Caryácarya* (tous les tomes) [ce présent livre] est notre traité social.

Calcutta, 1986

---

[1] Tels sont les titres français de la série *Subháśita Saṁgraha* (aussi rééditée en bengali et en anglais sous le titre *La Philosophie et l'Idéal de vie de l'Ánanda Márga*), voir p. 205 pour plus de détails sur toutes ces publications. (ndt)
[2] *Ánanda Vacanámrtam.*
[3] *Namámi Krśna Sundaram.* (ndt)
[4] *Namah Shiváya Shántáya ;* notamment sa seconde partie, sur l'enseignement de Shiva. (ndt)

## 11. Les rassemblements spirituels
## *(dharma-mahácakra)*

On qualifiera de *dharma mahácakra/[DMC]* une réunion de méditation *(dharma-cakra)* organisée à grande échelle en une occasion particulière[1]. À une échelle relativement plus petite, on parlera de *dharma mahá-sammelana*[2]*/[DMS]*. Lors de ces rassemblements spirituels, on organisera des manifestations de danses *táńdava* et *kaośikii*[3]. On procèdera également obligatoirement à une procession publique avec des danseurs de *táńdava*.

Calcutta, 1986

## 12. Les conférences spirituelles *(tattvasabhá)*

L'Assemblée centrale, l'assemblée de région *(bhukti)* [p. 59], l'assemblée de village [p. 66] ou les membres s'occupant de propager l'enseignement spirituel *(pracárakas)* organiseront de temps en temps, par leurs propres efforts, une conférence spirituelle *(tattvasabhá)* ouverte au public, en fonction de leurs possibilités. Même si l'on permet aux non membres de la Voie (non *márgiis)* d'y participer, ceux-ci ne seront pas autorisés à faire des commentaires sur des sujets liés aux pratiques spirituelles.

Jamalpur, 1956

---

[1] Seuls les rassemblements spirituels ayant [eu] lieu en présence du guide spirituel de la Voie *(Márga Guru)* sont en fait qualifiés de *dharma mahá-cakra* [et abrégés en « *DMC* »] (*mahá* signifie grand). (ndéi)

[2] *Sammelana* signifie assemblée, réunion, rassemblement. (ndt)

[3] Le *táńdava* [(la danse de Shiva)] est une danse vigoureuse à base de sauts, développant courage et intrépidité chez l'homme (contre-indiquée aux femmes). La *kaośikii*, « la danse de l'expansion de l'esprit », fortifie et assouplit physiquement et nerveusement ; elle se pratique par les hommes et les femmes [détails p. 179 et suivantes]. (ndéi/ndt)

## 13. Le centre de méditation *(jágrti)*

Vous construirez le bâtiment du centre de méditation *(jágrti)* par vos efforts conjoints. Vous utiliserez ce centre pour vos réunions et comme lieu des célébrations spirituelles collectives. Ce « lieu d'éveil » *(jágrti)* est la propriété commune des pratiquants de l'Ánanda Márga, tous doivent donc en entretenir méticuleusement le caractère sacré.

Jamalpur, 1965

## 14. La cérémonie de pose de la première pierre

Après une méditation *(Iishvara prańidhána)* collective, la personne ayant le plus d'ancienneté récite le *mantra* [sanscrit] suivant, tout en posant la première pierre ou brique :

*Ayam árambhah shubháya bhavatu !*
[Que ce commencement soit propice !]

Après cela, tous récitent ensemble :

« Que la pose de cette première pierre soit propice en tout aspect. Que cette pierre soit une source de félicité pour les voisins, que les voisins soient une source de félicité pour cette pierre. Que nous bâtissions bientôt une maison sur cette pierre. *Oṅḿ shánti, Oṅḿ shánti, Oṅḿ shántih[1].* »

Jamalpur, 1965

## 15. L'entrée dans une nouvelle maison

À l'aube, après avoir décoré la maison de feuilles, de fleurs, de pots ornés, etc., la maîtresse de maison pénètre dans la maison suivie des autres femmes de la famille (en entrant,

---

[1] « Que la Paix de Dieu soit sur les trois mondes (physique, mental et spirituel) ». (ndt)

que les personnes initiées récitent mentalement leur *guru mantra*[1]). Elles font alors sonner les conques[2] tandis que les hommes de la famille entrent dans la maison, accompagnés des invités, hommes et femmes.

Après cela, que tous chantent en chœur le verset [sanscrit] suivant[3] [que l'on traduira aussi en langue locale], à la suite de l'enseignant spirituel *(ácárya)* ou de l'aîné(e) du groupe.

> *Oṁm,*
> *Madhu vátá rtáyate, madhu kśarantu sindhavah,*
> *   mádhviir nah santv ośadhiih,*
> *Madhu naktam utośaso, madhumat párthivam rajah,*
> *   madhu dyaor astu nah pitá,*
> *Madhumán no vanaspatir, madhumán astu súryah,*
> *   mádhviir gávo bhavantu nah.*
> *Oṁm madhu, Oṁm madhu, Oṁm madhu !*

[Que les Vents soient doux, que les Eaux coulent pures et calmes, que la Végétation soit accueillante. Que la nuit comme la lumière du jour nous soient douces, que l'atmosphère de cette Terre soit agréable, que le Ciel nous soit propice. Que les arbres fruitiers produisent, que le soleil soit doux et nos bêtes bénies. Que la Douceur de Dieu se répande sur les trois mondes[4] !]

Puis, l'on récite :

« Que notre première entrée dans cette nouvelle maison soit propice à tous égards. Que les voisins se montrent doux et

---

[1] Ce « *mantra* directeur », enseigné dans la deuxième leçon de la pratique spirituelle de l'Ánanda Márga, attribue la nature divine aux actions, aux choses et aux êtres. (ndt)

[2] Ou tout autre instrument au son propice (comme des clochettes par ex.) (ndt)

[3] *RgVeda, I, 90, 6-8.* Voir p. 198 la prononciation de ce *mantra* de bénédiction. (ndt)

[4] Physique, mental et spirituel. (ndt)

avenants envers les occupants de cette maison et que les occupants de cette maison se montrent doux et avenants envers leurs voisins. Que chaque occupant soit bénéfique à la maison et que cette maison soit bénéfique à ses occupants. Que nous soyons à même de préserver, de rénover et d'agrandir cette maison correctement. Que cette maison nous offre un abri paisible. *Onm shánti, Onm shánti, Onm shántih ! [(Que la Paix de Dieu règne partout !)]* »

## 16. La cérémonie de plantation d'un arbre

Plantez l'arbre en récitant mentalement votre *guru mantra*[1]. Puis, en versant de l'eau sur l'arbre, que tous récitent le *mantra* suivant sous la conduite de l'enseignant spirituel *(ácárya)* ou de l'aîné(e) [du groupe] :

*Onm,*
*Madhu vátá rtáyate, madhu kśarantu sindhavah,*
 *mádhviir nah santv ośadhiih,*
*Madhu naktam utośaso, madhumat párthivaṁ rajah,*
 *madhu dyaor astu nah pitá,*
*Madhumán no vanaspatir, madhumán astu súryah,*
 *mádhviir gávo bhavantu nah.*
*Onm madhu, Onm madhu, Onm madhu[2] !*

[Que les Vents soient doux, que les Eaux coulent pures et calmes, que la Végétation soit accueillante. Que la nuit comme la lumière du jour nous soient douces, que l'atmosphère de cette Terre soit agréable, que le Ciel nous soit propice. Que les arbres fruitiers produisent, que le soleil soit doux et nos bêtes

---

[1] Voir note 1 p. 29. (ndt)
[2] *RgVeda, I, 90, 6-8,* voir p. 198 la prononciation de ce *mantra* de bénédiction. (ndt)

bénies. Que la Douceur de Dieu se répande sur les trois mondes[1] !]

Puis :

« Que l'arbre que nous avons planté aujourd'hui nous soit une source de bonheur par ses fruits, ses fleurs, son parfum, son nectar floral, ses feuilles et son ombrage. Que de notre côté, nous nous montrions utile à l'arbre en lui apportant régulièrement engrais, eau et soleil. *Oṃ́ shánti, Oṃ́ shánti, Oṃ́ shántih. [(Que la Paix de Dieu règne partout !)]* »

Entretenez avec soin et amour les plantes et les arbres qui ont une grande utilité comme le basilic, le margousier[2], l'arbre *ashoka*[3] et l'eucalyptus ainsi que ceux qui donnent fruits ou ombrage.

Jamalpur, 1956

## 17. Le départ en voyage

Ne prenez pas en compte les dates et les astres au moment de vous mettre en route. Vous pouvez partir pour votre destination au moment nécessaire, après avoir attribué à votre voyage la nature divine *(Brahma)*, à l'aide de votre *guru mantra*[4]. Si vous deviez consulter les dates et les astres à chaque pas, il vous faudrait transporter un almanach avec vous tout le temps, ce qui n'est vraiment pas naturel.

Jamalpur 1956

---

[1] Physique, mental et spirituel. (ndt)
[2] Ou *nim/neem* ou *nimba* (*Azadirachta indica* L.) (ndt)
[3] *Saraca indica* L. Voir à son propos la note 5 p. 124. (ndt)
[4] Voir note 1 p. 29. (ndt)

## 18. La cérémonie de mariage[1]

Les locaux et la salle du mariage seront artistiquement décorés dans la mesure de ses moyens financiers. De la musique devrait, si possible, résonner continuellement dans la cour de la maison. L'emblème *(pratiika)* [d'Ánanda Márga, p. 73] sera placé à un endroit élevé de la salle de mariage. On pourra faire brûler de l'encens au cours de la cérémonie.

Dix personnes au moins devront être présentes à la célébration du mariage. Les jeunes mariés, bien habillés pour la circonstance, entreront dans la salle de mariage et s'assiéront l'un en face de l'autre. Les personnes présentes les salueront en faisant sonner la conque ou par d'autres sons propices. L'on pratiquera alors une méditation *(Iishvara praṅidhána)* collective en suivant les instructions données par l'enseignant spirituel *(ácárya)*.

Deux enseignants spirituels (un du côté du marié et l'autre du côté de la mariée) officieront. Si l'on ne peut pas trouver deux enseignants spirituels, un seul peut officier. En l'absence d'enseignant spirituel, le pratiquant *(márgii)* le plus ancien officiera.

**Célébration du mariage :**

Pour commencer, l'enseignant spirituel *(ácárya)* récite :

*Oṇm ! Madhu vátá rtáyate, madhu kśarantu sindhavah,*
  *mádhviir nah santv ośadhiih,*
*Madhu naktam utośaso, madhumat párthivaṁ rajah,*
  *madhu dyaor astu nah pitá,*

---

[1] En France, il aura été procédé préalablement, comme l'exige la loi, à la signature du mariage civil qui aura eu lieu à la mairie du domicile ou de la résidence d'un des futurs époux ou de leurs parents. Notons qu'il faut prévoir un minimum de dix jours préalables de publication des bans en mairie(s) avant cette signature (cette publication et ce délai étant tous deux obligatoires). (ndt)

*Madhumán no vanaspatir, madhumán astu súryah,*
  *mádhviir gávo bhavantu nah.*
*Oṃm madhu, Oṃm madhu, Oṃm madhu[1] !*

[Que les Vents soient doux, que les Eaux coulent pures et calmes, que la Végétation soit accueillante. Que la nuit comme la lumière du jour nous soient douces, que l'atmosphère de cette Terre soit agréable, que le Ciel nous soit propice. Que les arbres fruitiers produisent, que le soleil soit doux et nos bêtes bénies. Que la Douceur de Dieu se répande sur les trois mondes !]

Puis, à la suite de l'enseignant spirituel,
**le futur marié répète** :
« J'affirme solennellement, au nom de Dieu *(parama Brahma)* et du guide bien-aimé de notre Voie *(Márga Gurudeva)*, que de ma propre et libre volonté je prends respectée *(shriimatii)* ................. pour épouse. À partir d'aujourd'hui je prends sur moi la responsabilité de son alimentation, de son habillement, de son éducation, de sa santé, etc. »

L'enseignant entonne à nouveau :

*Oṃm ! Madhu vátá rtáyate, madhu kśarantu sindhavah,*
  *mádhviir nah santv ośadhiih,*
*Madhu naktam utośaso, madhumat párthivaṃ rajah,*
  *madhu dyaor astu nah pitá,*
*Madhumán no vanaspatir, madhumán astu súryah,*
  *mádhviir gávo bhavantu nah !*
*Oṃm madhu, Oṃm madhu, Oṃm madhu !*

**La future mariée** :
« J'affirme solennellement, au nom de Dieu *(parama Brahma)* et du guide bien-aimé de notre Voie *(Márga Gurudeva),*

---

[1] Voir p. 198 la prononciation de ce *mantra* de bénédiction. (ndt)

que de ma propre et libre volonté je prends respecté *(shrii)* ................... pour époux. Je prends sur moi à partir d'aujour-d'hui la responsabilité de sa vie de famille. »

L'enseignant spirituel reprend :

*Onm ! Madhu vátá rtáyate, madhu kśarantu sindhavah,*
*    mádhviir nah santv ośadhiih,*
*Madhu naktam utośaso, madhumat párthivaḿ rajah,*
*    madhu dyaor astu nah pitá,*
*Madhumán no vanaspatir, madhumán astu súryah,*
*    mádhviir gávo bhavantu nah !*
*Onm madhu, Onm madhu, Onm madhu !*

**Le marié** dit alors : « J'affirme solennellement, au nom de Dieu et du guide bien-aimé de notre Voie, que de ma propre et libre volonté je prends respectée ................... pour épouse. Je veillerai à partir d'aujourd'hui à la paix de son esprit et à son progrès mental. »

L'enseignant spirituel :

*Onm ! Madhu vátá rtáyate, madhu kśarantu sindhavah,*
*    mádhviir nah santv ośadhiih,*
*Madhu naktam utośaso, madhumat párthivaḿ rajah,*
*    madhu dyaor astu nah pitá,*
*Madhumán no vanaspatir, madhumán astu súryah,*
*    mádhviir gávo bhavantu nah !*
*Onm madhu, Onm madhu, Onm madhu !*

**La mariée** : « J'affirme solennellement, au nom de Dieu et du guide bien-aimé de notre Voie, que de ma propre et libre volonté je prends respecté ............... pour époux. Je veillerai à partir d'aujourd'hui à la paix de son esprit et à son progrès mental. »

L'enseignant spirituel reprend :

*Oṃm ! Madhu vátá rtáyate, madhu kśarantu sindhavah,*
*   mádhviir nah santv ośadhiih,*
*Madhu naktam utośaso, madhumat párthivaṁ rajah,*
*   madhu dyaor astu nah pitá,*
*Madhumán no vanaspatir, madhumán astu súryah,*
*   mádhviir gávo bhavantu nah !*
*Oṃm madhu, Oṃm madhu, Oṃm madhu !*

**Le marié** : « J'affirme solennellement au nom de Dieu et du guide bien-aimé de notre Voie, que je prends respectée ………… pour épouse. Je veillerai à partir d'aujourd'hui à son progrès spirituel. »

L'enseignant spirituel :

*Oṃm ! Madhu vátá rtáyate, madhu kśarantu sindhavah,*
*   mádhviir nah santv ośadhiih,*
*Madhu naktam utośaso, madhumat párthivaṁ rajah,*
*   madhu dyaor astu nah pitá,*
*Madhumán no vanaspatir, madhumán astu súryah,*
*   mádhviir gávo bhavantu nah !*
*Oṃm madhu, Oṃm madhu, Oṃm madhu !*

**La mariée** : « J'affirme solennellement, au nom de Dieu et du guide bien-aimé de notre Voie, que je prends respecté ………… pour époux. Je veillerai à partir d'aujourd'hui à son progrès spirituel. »

**L'assistance**, guidée par l'enseignant spirituel, répète :

« Nous affirmons solennellement au nom de Dieu *(Parama Brahma)* et du guide bien-aimé de notre Voie *(Márga Gurudeva)* que nous sommes témoins de ce mariage. Par la grâce de Dieu *(Brahma)* miséricordieux, puissions-nous contribuer au mieux de notre capacité au progrès général de ce couple nouvellement marié. »

Après cela, les deux jeunes mariés se passent mutuellement une guirlande [de fleurs] autour du cou et s'échangent les guirlandes trois fois. En l'absence de guirlandes de fleurs, ils peuvent échanger des fleurs. Le marié peut alors, s'il le désire, mettre une marque vermillon au niveau de la raie des cheveux de la mariée trois fois et la mariée, si elle le désire, une marque vermillon sur le front du marié[1].

Les nouveaux mariés se prennent la main.

On peut souffler dans une conque ou faire d'autres sons propices. Si possible, on aura organisé un concert de musique vocale ou instrumentale. Les nouveaux mariés salueront respectueusement les enseignants spirituels et leurs parents ou tuteurs.

L'organisation d'une fête à la suite de la cérémonie de mariage est tout à fait facultative et dépend de la capacité financière des personnes concernées. Il est défendu d'organiser une fête en faisant un emprunt ou en s'endettant.

Quelques instructions :

1) Lorsque les parents ou tuteurs arrangent un mariage, ils ne doivent pas prendre en considération la caste ou la nationalité de la mariée et du marié, mais tenir compte de la famille et des mérites et démérites de chacun. Avant de décider du ma-

---

[1] Là où la coutume [bengalie] d'utiliser du vermillon pendant la cérémonie du mariage n'existe pas, les jeunes mariés peuvent l'utiliser s'ils le désirent. [Cela ne signifie pas que l'auteur soit spécialement en faveur de cette coutume (à laquelle il ne s'oppose pas dans la mesure où c'est une question de décoration) : il en explique l'origine sanglante brutale dans plusieurs de ces écrits (ndt)]. On peut suivre, avant ou après le mariage, les coutumes locales concernant la cérémonie du mariage, mais celles-ci ne doivent en aucun cas être contraires à l'idéologie de la Voie *(Márga)*. [Dans les pays où il est d'usage que les gens mariés portent une alliance et si l'on souhaite suivre cet usage, c'est le moment d'échanger les alliances. (ndt)]

riage, les tuteurs entendront les opinions des futurs mariés et agiront en conséquence. Les tuteurs ne doivent pas permettre de mariage entre personnes apparentées, que ce soit du côté paternel ou maternel, si l'on peut remonter à leur ancêtre commun en trois (ou moins) générations ; cela s'applique du côté de la future mariée comme de celui du futur marié[1].

2) Dans le cas de mariages arrangés, les parents ou tuteurs doivent absolument avoir finalement rencontré les futurs mariés, s'être assurés de leur consentement et les avoir bénis, un jour au moins avant la cérémonie de mariage.

3) Si le garçon et la fille décident d'eux-mêmes de leur mariage, il est bon que les tuteurs donnent leur accord. Si les tuteurs ont le sentiment que ce mariage aura des conséquences néfastes, ils peuvent demander au garçon et à la fille de reconsidérer leur décision. Si ces derniers ne changent pas d'avis, les tuteurs donneront malgré tout leur consentement, mais ils ne seront en aucun cas responsables de ce mariage.

4) Toute personne devrait se marier si rien ne s'y oppose. La décision de se marier doit être prise en prenant pleinement en considération sa condition physique et mentale, et sa situation financière et sociale. Nul ne devrait exercer de pression en matière de mariage. Selon Ánanda Márga, le mariage n'est pas un obstacle à la pratique spirituelle *(dharma sádhaná)*. Le mariage est une célébration spirituelle.

5) Les hommes membres de la Voie peuvent épouser des femmes hors de la Voie mais il est mieux, dans la mesure du possible, de marier une femme membre de la Voie à un homme membre de la Voie. Si l'on a trouvé un bon parti hors de la Voie, l'on peut célébrer ce mariage mais il faut s'efforcer de l'initier à la Voie sans tarder.

---

[1] Ainsi, le mariage entre cousins germains et issus directement de germains est interdit, et, donc, entre parents jusqu'au septième degré légal (sachant qu'il dôit toujours y avoir quatre degrés minimum de chaque côté). (ndt)

6) Aucune des parties ne peut réclamer de dot.

7) Une veuve ou une femme abandonnée par son mari peut se remarier. La société respectera particulièrement un homme épousant une telle femme. Il aura à endosser la responsabilité d'élever les enfants du précédent mari de sa femme.

8) Si une femme abandonnée par la société désire vivre une vie honorable, on doit lui en fournir la juste occasion. Si quelqu'un épouse cette femme de la manière prescrite par la Voie, on doit convenablement respecter son mariage.

9) Les hommes peuvent faire la preuve de leur virilité en épousant des femmes sans foyer. Ne permettez pas à une femme de vivre dans le dénuement.

10) L'attitude juste est de ne pas se remarier lorsque son épouse est en vie. Mais on peut parfois accepter, en raison de nécessités sociales ou familiales[1], plus d'un mariage. Si le besoin de plus d'un mariage se fait sentir, on doit obtenir la permission claire de l'épouse en présence de cinq personnes responsables (parmi lesquelles doit figurer de préférence un enseignant spirituel *(ácárya)*). Le second mariage ne sera pas célébré sans la permission de la première femme. Ces cinq personnes devront rigoureusement vérifier la véracité de la déclaration du demandeur.

11) Dans Ánanda Márga, aucun enfant ne sera déconsidéré parce qu'illégitime. En de telles circonstances, les parents de l'enfant seront obligés de se marier de la manière prescrite et,

---

[1] Nécessité sociale : si à une époque quelconque, les femmes sont de loin plus nombreuses que les hommes, il faudra accepter, pour préserver la pureté sociale, que les hommes épousent plus d'une femme.

Nécessité familiale : si l'épouse a une maladie chronique invalidante ou qu'elle est stérile, et qu'elle n'a aucune chance de se rétablir et de concevoir un enfant, on pourrait envisager que l'homme se marie une seconde fois pour que quelqu'un s'occupe de la famille et/ou pour avoir une descendance [question de survie pour certains dans encore de nombreux pays]. [En France, la situation sociale et les aides sociales d'aujourd'hui sont telles que la question ne se pose pas. (ndt)]

au besoin, l'homme devra donner son accord à plus d'un mariage[1].

Pour sauver la dignité des enfants nés hors des liens du mariage, il ne sera pas nécessaire d'obtenir la permission de la première épouse pour ce mariage.

12) Les vœux, etc. *(mantras,* etc.) utilisés dans la cérémonie de mariage de l'Ánanda Márga sont tels que la question du divorce ne se pose pas. Toutefois, dans certaines circonstances extraordinaires, sur des accusations d'absence de moralité, d'irresponsabilité ou de sévices, on peut accepter le divorce. Le demandeur (homme ou femme) fera appel à l'arbitrage de cinq personnes importantes et responsables de la Voie (incluant de préférence un enseignant spirituel). Si celles-ci jugent la plainte valide, elles donneront au demandeur/resse six mois pour reconsidérer sa position. Si la demande n'est toujours pas retirée et que les raisons de la plainte restent inchangées, on accordera le divorce. On formulera alors la procédure de division de la propriété selon les exigences du moment.

Jamalpur, 1956

## 19. Le chef de famille idéal

Un chef de famille idéal devrait s'efforcer de fournir à un maximum d'êtres humains et d'animaux de quoi manger.

**Les personnes défavorisées et les invités** : ne rechignez pas à servir les personnes défavorisées et les invités. Ne prenez pas en compte leur famille, leur culture ou leurs croyances religieuses en les servant.

---

[1] En France, la bigamie est strictement interdite, ce point ne peut donc s'appliquer ; d'un autre côté, les enfants nés hors mariage y sont reconnus et ont les mêmes droits légaux que les enfants légitimes, leur mère a ainsi légalement droit à une pension du père pour les élever. (ndt)

**Les soins aux animaux** : on devrait respecter et prendre bien soin des animaux producteurs de lait comme s'il s'agissait de mères humaines. Même une fois que l'animal a perdu sa capacité à donner du lait, abstenez-vous de le faire souffrir ou de le tuer.

**Mendiants** : la meilleure façon d'aider les mendiants est de les nourrir. Si l'on n'a pas de nourriture cuite chez soi, on peut donner des produits alimentaires (céréales, légumes secs ou légumes). Au besoin, prenez des dispositions pour leur traitement médical, leur habillement ou leur logement, car tant que le problème des mendiants subsiste et que l'État ne prend pas la responsabilité de le résoudre, les chefs de famille devront porter cette responsabilité. Il ne faut pas encourager la mendicité mais l'on doit faire en sorte que ceux qui sont véritablement dans la misère ne meurent pas de faim. Ne donnez pas d'argent à un mendiant car cela en encourage d'autres à devenir mendiants.

***Sadávrata*** [**« le devoir permanent »**] : On appellera ainsi l'acte de charité publique[1] que tout pratiquant *(sádhaka)* devrait accomplir, individuellement, en famille ou en groupe.

Jamalpur, 1965

## 20. La fête d'anniversaire

On débutera toute fête d'anniversaire par une méditation spirituelle *(Iishvara praṅidhána)* collective. Celui ou celle dont c'est l'anniversaire recevra ensuite les bénédictions et [éventuelles] marques [en pâte de santal, safran, etc.] propices sur le front *(tilaka)* des aînés, puis les salutations, guirlandes de fleurs et pâte de santal des plus jeunes, et finalement les présents et la nourriture. Encens, bougies, sons de conque, etc. ne sont pas

---

[1] Organiser ou participer à une distribution régulière de nourriture ou de biens de première nécessité par exemple. (ndt)

indispensables à tout événement heureux mais on peut les utiliser si on le désire.

Jamalpur, 1965

## 21. Les fêtes et célébrations sociales et spirituelles

Organisez à l'occasion des célébrations officielles de la Voie divers types de réjouissances. Assurez-vous que ceux qui profitent des festivités aient également de bonnes chances de se développer physiquement, mentalement et spirituellement.

Nos célébrations sociales et spirituelles comprennent :

1. *Ánanda púrńimá* [la « pleine lune de la Félicité »] à **[la pleine lune d'avril-mai[1]]** *(vaeshákhii púrńimá).*

[On y célèbre l'anniversaire de la naissance de *Shrii Shrii* Ánandamúrti.]

2. *Shrávańii Púrńimá* – **[la pleine lune de juillet-août]**.

[On y célèbre la première initiation donnée par *Shrii Shrii* Ánandamúrti.]

3. **La fête d'automne**[2] *(Sháradotsava)* : du 6e au 10e jour de la lune croissante du mois lunaire de septembre-octobre *(áshvina)* [détaillée page 43].

4. *Diipávalii*, **la fête des lumières** à la nouvelle lune d'octobre-novembre *(kárttikii amávasyá).*

[Cette nuit est réputée la plus sombre de l'année, la fête accompagnée de feux d'artifices et d'illuminations symbolise la victoire des forces lumineuses de la connaissance *(vidyá)* sur les forces ténébreuses de l'ignorance *(avidyá).*]

---

[1] Le 1er mois du calendrier (lunaire) bengali (mais le 2e du calendrier national indien). (ndt)

[2] Cette fête aussi appelée au Bengale Durgâ Pûjâ, la fête de la Shakti, la Déesse mère, par les hindous, y est célébrée en grande pompe ; c'est l'équivalent social de notre fête de Noël. (ndt)

5. **La journée des frères**[1] *(Bhrátr-dvitiiyá)* : le deuxième jour de la lune croissante du mois lunaire d'octobre-novembre *(kárttika)*.

6. **La fête des récoltes** *(Navánna)* : tout jour de pleine lune dans la période de la récolte principale de la région considérée.

7. **Le Nouvel an** : le 1er jour de l'année du calendrier international (autrement dit le premier janvier), et aussi le 1er jour de l'année selon le calendrier local.

8. **La fête du printemps** *(Vasantotsava)* : le jour de la pleine lune de février-mars *(phálgunii púrńimá)*.

Le détail[2] des célébrations :

1. **La pleine lune d'avril-mai/la pleine lune de la Félicité *(Ánanda púrńimá)*** :

Baignade collective[3] avec *mantra* du bain[4] *(snána mantra)*, méditation *(Iishvara prańidhána)* collective[5] suivie de l'« offrande des couleurs »[6] *(varńárghyadána)* avant le déjeuner et avant le dîner en commun, réjouissances diverses, conférences spirituelles, réunions annuelles des travailleurs [(moines et moniales et engagés semi-laïques locaux à plein et à mi-temps) de l'Ánanda Márga], compétitions sportives pour les enfants et

---

[1] Cette journée célèbre l'affection et le dévouement fraternel, notamment la protection des femmes par leurs frères. Notons que le Bengale est encore par de nombreux aspects matrilinéaire, d'où cette fête. (ndt)

[2] « Adaptez-les si besoin est » est-il dit plus loin. Nous laissons aux soins des pratiquants et responsables locaux cette adaptation. (ndt)

[3] En Inde à cette époque il fait très chaud. (ndt)

[4] Voir p. 111 *(tome 3)* : procédure pour le bain. Lorsqu'aucune rivière ou autre plan d'eau n'est disponible ou que le temps ou les circonstances ne s'y prêtent pas, on se satisfera d'un simple demi-bain (p. 115) avant la méditation. (ndt)

[5] Au début de toute méditation collective, on chantera, trois fois de suite, le mantra *Sam gacchadhvam* (voir p. 24).

[6] Expliquée p. 19, hymne p. 74

une procession incluant une démonstration de la danse de Shiva[1] *(tándava)*.

2. **La pleine lune de juillet-août** *(Shrávańii Púrńimá)* :
Méditation *(Iishvara prańidhána)* collective suivie de l'offrande des couleurs avant les déjeuner et dîner en commun, réjouissances diverses, conférences spirituelles, réunions littéraires et, dans l'après-midi, procession incluant des danseurs de *tándava*.

3. **La fête d'automne** *(Sháradotsava)* :
Le 6e jour de la lune croissante *(śaśthii)* sera **le jour des enfants** : on y organisera une méditation d'abandon au Seigneur *(Iishvara prańidhána)* collective suivie de l'offrande des couleurs, des festivités diverses, des spectacles d'enfants, des manifestations sportives par les enfants et une fête pour les enfants.

Le 7e jour sera **la journée du peuple** (pour tous ceux qui ne sont pas des enfants) : il y aura une méditation collective suivie de l'offrande des couleurs, des festivités diverses, des démonstrations de pleine santé par les jeunes, du sport et des démonstrations de force par les adultes.

Le 8e jour, on fêtera **la journée des beaux-arts**. Seront organisés une méditation collective suivie de l'offrande des couleurs, des festivités diverses, des réunions littéraires et des expositions d'art diverses.

9e jour, **la fête de la musique et de la danse** : une méditation collective suivie de l'offrande des couleurs, des festivités diverses, de la musique avec chant, de la musique instrumentale et un spectacle-concours de danse.

10e jour, **la fête de la Victoire (spirituelle)**[1] *(Vijayotsava)* : une procession où l'on porte des couleurs vives et qui

---

[1] Détaillée p. 179 et 182, cette danse symbolise le combat de la vie, de l'esprit, contre la mort. (ndt)

inclut des musiciens et des danseurs de *táńdava* ; vient ensuite une méditation collective suivie de l'offrande des couleurs, des salutations et étreintes affectueuses, etc. ainsi qu'une réception à la maison.

4. ***Diipávalii*, la fête des lumières :** une méditation collective d'abandon de soi au Seigneur suivie de l'offrande des couleurs, des festivités diverses, une réception à la maison et une procession incluant des danseurs de *táńdava*.

5. **La journée des frères** *(Bhrátrdvitiiyá)* : le frère reçoit la bénédiction et les marques propices sur le front *(tilaka)* [en pâte de santal, safran, etc.] de ses sœurs aînées, et les salutations, guirlandes et marques propices en pâte de santal de ses sœurs cadettes, puis accepte de la nourriture.

Mantra : *Bhrátá me ciráyur bhavatu* (trois fois).

[Que mon frère ait une longue vie !]

6. **La fête des récoltes** *(Navánna)* **:** pratiquer une méditation spirituelle *(Iishvara prańidhána)* avec [au moins] une personne que vous inviterez aussi à partager votre repas. Dans cette célébration, ce qui prime est l'aspect de fête collective.

7. **Le jour du Nouvel an** : méditation collective suivie de l'offrande des couleurs matin et soir, festivités diverses, sports et jeux pour tous, déjeuner et dîner en commun, et l'après midi, procession incluant des danseurs de *táńdava*.

8. **La fête du printemps** *(Vasantotsava / Dol)* : le matin de la pleine lune, ceux d'une même génération jouent entre eux avec des couleurs et des fleurs, les plus jeunes offrent celles-ci aux pieds de leurs aînés et les initiés aux pieds de leur enseignant spirituel *(ácárya)* (les aînés n'offrent cependant pas de couleurs et de fleurs aux plus jeunes).

---

[1] La victoire de l'Esprit, de la nature spirituelle, dans le combat de l'aspirant sur les propensions inférieures ; la victoire de la sagesse sur l'ignorance. (ndt)

L'après-midi, tous participent à une méditation spirituelle collective suivie de l'offrande des couleurs en utilisant de l'*ávir* [poudre colorée] ou des fleurs de la couleur de son choix. À la fin, tous jouent entre eux avec cette poudre ou ces fleurs sans faire de différence entre jeunes et vieux, initiés et enseignant spirituels *(ácáryas)* (on n'échangera toutefois pas de couleurs ou de fleurs entre hommes et femmes). On n'offrira pas ces couleurs ou ces fleurs aux pieds de quelqu'un, mais si l'on touche le pied de quelqu'un au cours du jeu, il ne faut voir là rien de mal, selon Ánandamúrti. Organiser ensuite un repas en commun.

Le jour suivant, poursuivre les festivités chez soi et, l'après-midi, organiser une procession incluant des danseurs de *táńdava*. Continuer les festivités le soir.

On considérera nos célébrations sociales et spirituelles comme une part de la vie spirituelle.

Notez bien :

1. Organisez les programmes en tenant compte de la commodité ; adaptez-les si besoin est.

2. En ce qui concerne le *guru pújá* [l'offrande des couleurs, voir le chant p. 74], gardez à l'esprit que les offrandes physiques ou mentales ont la même valeur. Il ne faut donc rien faire d'ostentatoire.

3. Dans toutes les fêtes de famille, pratiquez ensemble une méditation spirituelle *(Iishvara prańidhána)*.

Lors de toute rencontre sociale, l'on organisera une méditation collective[1] *(dharmacakra)* et également, si c'est opportun, des causeries spirituelles.

Jamalpur, 1956

---

[1] Voir p. 24

## 22. L'invitation

Pour convier ses invités, une famille devrait se faire représenter par le chef de famille, son épouse, leurs frères, leurs sœurs ou, en leur absence, ses fils ou ses filles. Autant que possible, l'invitation doit être délivrée/exprimée au domicile de la personne. Si celui qui invite rencontre la personne à inviter en dehors de chez elle, l'invitation peut se faire sur le champ.

Si quelqu'un désire offrir des cadeaux en réponse à une invitation, les meilleurs cadeaux sont des fleurs mais même les fleurs ne sont pas indispensables. Si quelqu'un souhaite ardemment offrir un présent exceptionnel, il doit le faire soit en l'absence des autres invités, soit un autre jour, sinon l'on considérera cela comme un comportement antisocial.

Jamalpur, 1965

## 23. La tenue vestimentaire

Habillez-vous selon vos goûts et possibilités. Portez toujours des vêtements propres pour que les autres n'aient pas de vous une mauvaise impression.

Lorsque les femmes sortent de chez elles, qu'elles portent des vêtements simples et décents qui leur couvrent convenablement le corps. On peut légèrement relâcher les règles vestimentaires des femmes durant les fêtes ou quand elles sont accompagnées d'hommes qui les protègent, ou quand ont été prises de bonnes mesures de sécurité. Les mêmes règles s'appliquent au port de bijoux.

Jamalpur, 1965

## 24. Les relations entre hommes et femmes

Les hommes et les femmes ont, en tant qu'être humain, la même dignité. La force physique des femmes étant inférieure à celle des hommes, ceux-ci doivent toujours s'attacher à protéger leur dignité. En tant que mères des hommes, les femmes sont en droit d'être traitées de la sorte. On doit faire particulièrement attention au confort des femmes lors des fêtes, des rassemblements spirituels et autres événements.

Hommes et femmes peuvent se mêler, s'asseoir l'un à côté de l'autre quand c'est nécessaire, mais ils ne doivent pas se livrer à des commérages improductifs. Il faut se rappeler que l'amie d'une femme est une femme et l'ami d'un homme un homme. Plus il y a de distance dans la relation d'un homme et d'une femme, plus leurs conversations et interactions doivent être courtoises.

Il est bon de s'adresser à une femme sans lien avec sa famille par le nom de « mère ». Mais si cette formule heurte nos oreilles, il faut utiliser des mots respectueux tels que « sœur », « fille » et autres mots de ce genre. Les hommes et les femmes sans liens de parenté ne doivent pas se toucher dans la mesure du possible, sauf lors de maladies ou en des circonstances particulières (lors d'une poignée de main, de l'administration de soins médicaux, etc.).

À l'exception des acteurs et actrices professionnels, hommes et femmes ne devraient pas prendre part conjointement à des représentations théâtrales. On peut, lors d'événements exceptionnels, relâcher cette règle pour des personnes à la conduite impeccable, avec l'accord d'un *purodhá*.

En règle générale, un *ácárya* ou un *purodhá* ne peut pas jouer dans une représentation théâtrale ; il peut cependant cultiver les beaux-arts individuellement. Un *ácárya* peut malgré tout jouer la comédie en certains cas particuliers, ou pour des pièces particulières, avec l'accord d'un *purodhá*.

Jamalpur, 1956

## 25. Les moyens d'existence

Vous pouvez adopter n'importe quel moyen d'existence honnête pour subvenir à vos besoins et à ceux de votre famille. Vivre de la nourriture donnée par autrui est une grande humiliation. Efforcez-vous de dépenser au moins un cinquantième de vos revenus dans l'humanitaire. Dépenser tout son salaire pour soi et sa famille rend peu à peu grossier.

L'on ne doit pas pratiquer les beaux-arts dans le but de faire de l'argent, mais en cas d'extrêmes difficultés financières d'une famille, on peut relâcher cette règle temporairement après consultation avec son professeur spirituel *(ácárya)*.

Jamalpur, 1956

## 26. Les moyens d'existence de la femme

Lorsque c'est pertinent, les femmes devraient se charger du tissage, de la couture, de l'élevage et des travaux agricoles légers. Il est généralement souhaitable pour les femmes de gagner honnêtement leur vie en restant à la maison. S'il n'est pas possible de subvenir aux besoins de la famille de cette manière, les femmes peuvent chercher du travail dans des domaines qui demandent plus physiquement, comme dans la fonction publique, le commerce, etc. en dehors du foyer. Nul ne doit être conservateur ou superstitieux à cet égard.

Jamalpur, 1965

## 27. La politique économique

Vous utiliserez conjointement les richesses de cet univers, ayant toujours à l'esprit que vous êtes les membres d'une seule et même famille. Sachez que vous êtes responsable, directement ou indirectement, de chaque enfant et de chaque être humain de la société. Vous ne devez donc pas essayer de vous en tenir à l'écart. Ceux qui n'utilisent pas ainsi ces richesses, ou qui les détournent, vont à l'encontre du commandement de Dieu, Père de l'univers, puisqu'ils veulent priver ses autres enfants, c'est-à-dire leurs propres frères et sœurs, de leur part légitime. Ces gens-là sont en fait la proie d'un trouble mental. Efforcez-vous d'amener tous ces exploiteurs de la société sur le droit chemin par une éducation mentale et spirituelle. Si cela ne suffit pas, créez des circonstances qui les forcent à prendre le chemin du bien et indiquez-leur la voie de la pratique spirituelle qui [seule] peut les débarrasser définitivement de leur désordre psychique. Gardez toujours à l'esprit que vous n'arriverez pas à les réformer si vous n'avez pas en vous un amour authentique pour l'humanité.

Jamalpur, 1965

## 28. Modèle de règles successorales

En règle générale[1], le système de succession doit être comme suit :

1) Fils et filles héritent à part égale des biens mobiliers et immobiliers de leurs parents. La fille jouit de la propriété immobilière [héritée de son père] de son vivant mais n'a pas le droit de la transmettre à autrui, la propriété revient à la famille de son père après sa mort[2] [sauf si elle lui a été léguée ou donnée (voir point 6)].

2) La veuve hérite l'entière propriété de son époux et la propriété de son beau-père et de sa belle-mère à parts égales entre ses beaux-frères et belles-sœurs. Elle n'a pas le droit de transmettre les propriétés immobilières héritées de son conjoint ou de ses beaux-parents. Si elle se remarie ou meurt, cette pro-

---

[1] Voir point 8 ci-dessous. (ndt)
[2] Autrement dit elle n'a que l'usufruit de la propriété immobilière. (ndt)

priété passe à ses fils et ses filles ou, en leur absence, aux frères et sœurs de son mari, ou en leur absence aux descendants des frères de son époux. En cas de l'absence de frère(s) de l'époux et de ses/leurs descendants, la veuve a tous les droits sur la propriété, y compris celui de transmettre. Si elle se remarie, elle perd son droit à cette propriété. Dans ce cas, la propriété revient au parent le plus proche de son beau-père.

3) Si une veuve se remarie et garde avec elle les enfants mineurs engendrés avec son précédent mari, elle peut prendre soin de la propriété paternelle de ces enfants en tant que leur tutrice, mais en aucun cas son nouveau mari (ou les enfants engendrés avec lui) pourront-ils revendiquer cette propriété. Si les enfants de son premier mariage désirent rester dans la famille de leur père, on confiera au parent le plus proche de leur père la charge de prendre soin de la propriété.

4) Les biens mobiliers et immobiliers qu'une femme acquiert par elle-même seront partagés également entre ses fils et ses filles (sans tenir compte de l'identité du père). Les présents, bijoux et autres cadeaux de mariage, ou tout bien mobilier ou immobilier qui lui a été offert en cadeau, seront considérés comme une propriété qu'elle a acquise par elle-même.

5) Une femme qui a divorcé de son mari n'a pas droit à la propriété de celui-ci. Le fardeau financier d'élever les enfants de cette femme revient à leur père (et ces enfants sont aussi les héritiers de la propriété paternelle). Elle peut cependant garder les enfants engendrés avec son ex-mari avec elle aussi longtemps qu'elle le veut. Même alors, le mari divorcé a la responsabilité financière de subvenir aux besoins de ses enfants.

Si la femme se remarie et veut garder avec elle les enfants qu'elle a eus avec son précédent mari, elle ne peut le faire qu'avec le consentement de celui-ci. Si son précédent mari lui permet de conserver, après son remariage, la garde des enfants, il n'en est plus financièrement responsable.

6) La propriété d'une famille ne passera généralement pas à la famille de la fille mariée à moins qu'elle ne lui soit léguée ou donnée. Mais si la fille n'a pas de frère et qu'il n'y a pas de descendants à son/ses frère(s), elle a tous les droits à cette propriété, y compris celui de transmettre. À sa disparition, ses fils et ses filles hériteront de la propriété acquise en personne par leur mère.

7) La propriété des personnes non mariées ou des couples sans enfants passera à leur parent le plus proche.

8) Modifiez, si besoin est, le système de succession en fonction des exigences de l'époque.

Jamalpur, 1956

## 29. La science et la société

Utilisez toujours la science pour le bien de l'humanité. Ceux qui font un mauvais usage de la science, qui l'utilisent à des fins destructrices sont les ennemis de l'humanité. L'on doit cultiver la science avec un motif pur. Le bien collectif des êtres vivants restera un rêve lointain tant que la science et le pouvoir temporel ne seront pas sous l'entier contrôle de personnes à la conscience éveillée et aux intentions pures *(sáttvika)*.

Jamalpur, 1956

## 30. Les sanctions pour faute sociale

Toute personne ayant commis un acte antisocial devra entreprendre un jeûne rigoureux ou une punition d'un autre type prescrite par un enseignant spirituel *(ácárya)* pour expier sa faute. Seule la personne fautive – et non d'autres membres de sa famille – sera pénalisée. Sitôt le défaut rectifié, il faut retirer la sanction. Si la personne en cours de rectification inspire dix personnes à rejoindre le chemin de la spiritualité, on considéra la faute comme expiée.

En cas de plainte contre la conduite d'un membre de la Voie, l'on s'adressera à l'enseignant spirituel *(ácárya)* qui l'a initié ou, en son absence, à l'enseignant spirituel qui continue à le guider en matière de pratique spirituelle. Si l'on ne peut pas trouver facilement ce deuxième enseignant spirituel, on s'adressera au responsable d'arrondissement *(upabhukti pramukha)* ou au responsable de région *(bhukti pradhána)*[1] concerné. Celui-ci formera alors, dans la semaine, un tribunal composé uniquement d'enseignants spirituels et chargé de faire une enquête. Si l'allégation se révèle exacte, le tribunal décidera de la sanction à prononcer contre l'accusé. Si l'accusé le désire, il peut faire appel, avec la permission des membres du tribunal, auprès du responsable de région. Celui-ci formera alors un autre tribunal composé d'enseignants spirituels. Si l'accusé n'est toujours pas satisfait du jugement du tribunal constitué par le responsable de région, il peut faire appel, avec la permission des membres du second tribunal, auprès du secrétaire général de l'Organisation[2] *(Saḿgha)*. Dans ce cas, la décision prise par le secrétaire général, ou par le tribunal nommé par le secrétaire général, sera considérée comme définitive.

Si l'accusé(e) est un enseignant spirituel marié(e) *(grhii/ inii ácárya)*, l'on portera ces accusations à l'attention du secrétaire du Conseil central des *ácárya*[3]. Ce secrétaire constituera un tribunal qui décidera de la sanction si les accusations se révélent exactes.

Si l'accusé est un moine ou une moniale, travailleur d'une branche d'Ánanda Márga,[4] qui n'est pas professeur spirituel *(ácárya)*, l'on informera de ces accusations la personne responsable de la branche concernée. Celle-ci nommera alors un tri-

---

[1] Concernant ces fonctions, voir p. 63 et 58. (ndt)
[2] Autrement dit le président du Comité central exécutif (voir p. 66). (ndt)
[3] Voir p. 71
[4] *« wholetimer »*. (ndt)

bunal qui décidera de la sanction si les accusations s'avèrent justes.

Si l'accusé, moine ou moniale travailleur [d'une branche d'Ánanda Márga], est enseignant spirituel *(ácárya)*, l'on portera les accusations soit devant le secrétaire du Conseil central des *ácáryas*, soit devant la personne responsable de la branche en question. Le secrétaire du Conseil ou le responsable de la branche en question formera un tribunal pour enquêter sur le sujet, tribunal qui décidera des sanctions à prendre si les accusations se révélaient exactes.

Si l'accusation vise le responsable d'une branche, il faut en informer le Secrétaire général de l'Organisation *(Saṁgha)*. Le Secrétaire général prendra une décision à ce propos, lui-même ou par l'intermédiaire d'un tribunal qu'il aura nommé, selon son bon vouloir.

Notez bien :

1. Il n'est pas souhaitable que le tribunal comprenne plus de trois personnes.

2. Les accusations seront toujours formulées par écrit.

3. Si les accusations se révèlent fausses, le plaignant devra accepter la peine qu'aurait reçue l'accusé si ses allégations s'étaient vérifiées.

Jamalpur, 1956

## 31. La mise en terre ou la crémation de la dépouille mortelle

Selon ce qu'avait souhaité la personne, la dépouille peut être incinérée ou enterrée. Si la personne ne s'est pas exprimée à ce sujet de son vivant, il est bien d'incinérer son corps.

Instructions :

1) Portez le corps du défunt en silence.

2) Pratiquez, avant l'incinération ou l'enterrement du corps, une méditation *(Iishvara praṅidhána)* collective.

3) La tâche d'allumer le bûcher funéraire revient au fils ou au plus proche parent du défunt. S'il s'agit d'un enterrement, c'est de même le fils ou le plus proche parent qui donne le premier coup de pelle et qui jette, le premier, de la terre sur la dépouille mortelle ou le cercueil.

4) Lors d'une incinération, ne pas oublier qu'il faut brûler le cadavre intégralement, pour préserver l'entière dignité de la dépouille. Si le cadavre est à moitié brûlé, il est mieux de l'enterrer que de le jeter à l'eau.

5) La mise en terre ou la crémation de la dépouille et sa responsabilité financière revient à la société. Il n'est pas bien d'en faire porter le fardeau à la famille endeuillée.

Notez bien :

Il est mieux d'incinérer le corps de manière scientifique. Là où ce n'est pas possible, n'incinérez pas la dépouille nue ou de façon choquante, cela sape la dignité et la sainteté de la cérémonie funéraire et engendre des sentiments de dégoût parmi l'assistance. La pratique de mettre le feu dans la bouche de la dépouille étant repoussante, ne l'encouragez pas.

Jamalpur, 1956

## 32. La cérémonie en mémoire *(shráddha)*

Notez bien que l'âme défunte ne bénéficie pas de la cérémonie en mémoire *(shráddha)*. Elle est destinée à la satisfaction psychique des exécutants.

Un enseignant spirituel *(ácárya)*, un minimum de cinq personnes calmes et l'exécutant de la cérémonie en mémoire seront présents pour l'occasion. La personne la plus proche du défunt sera considérée comme l'exécutant principal de la cérémonie en mémoire[1]. Tout membre de la Voie est bien sûr en droit d'accomplir la cérémonie en mémoire.

Tout le monde doit suivre l'enseignant spirituel dans la récitation du mantra suivant [tiré du très ancien *Rg Véda*[2]] :

1. *Oṇm,*
*Madhu vátá rtáyate, madhu kśarantu sindhavah,*
   *mádhviir nah santv ośadhiih.*
*Madhu naktam utośaso, madhumat párthivaṁ rajah,*
   *madhu dyaor astu nah pitá.*
*Madhumán no vanaspatir, madhumán astu súryah,*
   *mádhviir gávo bhavantu nah.*
*Oṇm madhu, Oṇm madhu, Oṇm madhu*[3] *!* (une fois)

[Signification du mantra :

Que les Vents soient doux, que les Eaux coulent pures et calmes, que la Végétation soit accueillante. Que la nuit comme la lumière du jour soient douces, que l'atmosphère de cette Terre soit agréable, que le Ciel nous soit propice. Que les arbres fruitiers produisent, que le soleil soit doux et nos bêtes bénies. Douceur divine, Douceur divine, Douceur divine !]

2. « Seigneur, l'âme immatérielle de notre bien-aimé(e) ..................... est aujourd'hui hors d'atteinte des limites de la peine et du bonheur de ce monde mortel. Ô Être suprême, que son âme immortelle atteigne à un toujours plus haut degré d'élévation. » (trois fois)

3. « Seigneur, notre bien-aimé(e) ...................... est maintenant libéré(e) de l'entrave de ce monde mortel. Que son âme

---

[1] Que ce proche du défunt (ou à défaut l'un des participants) dépose, avant la récitation des mantras, une coupe contenant de l'eau pure ainsi qu'une cuillère. (ndt)
[2] *I, 90, 6-8.* (ndt)
[3] Voir p. 198 la prononciation de ce mantra de bénédiction. (ndt)

impérissable atteigne à présent la Paix éternelle sous l'entière direction de ta bienveillante volonté. » (trois fois)

4. « Seigneur, tu nous as libéré aujourd'hui de toutes les responsabilités sociales que nous avions envers notre bien-aimé(e) ..................... Nous rendons ton fils/ta fille à ton Giron miséricordieux avec toute la pureté de notre cœur. Oblige-nous en l'acceptant, lui/elle qui est tien/tienne. » (trois fois)

5. « Ô Être suprême, que tes enfants séparés de ton Sein et soumis aux souffrances de la vie en ce monde[1] ne soient pas privés de ta divine protection lorsque s'achève leur séjour terrestre. » (trois fois)

6. *Oṇm,*
*Madhu vátá rtáyate, madhu kśarantu sindhavah,*
   *mádhviir nah santv ośadhiih.*
*Madhu naktam utośaso, madhumat párthivaṁ rajah,*
   *madhu dyaor astu nah pitá.*
*Madhumán no vanaspatir, madhumán astu súryah,*
   *mádhviir gávo bhavantu nah.*
*Oṇm madhu, Oṇm madhu, Oṇm madhu !* (une fois)

Après cette récitation de ce *mantra* de bénédiction, l'enseignant spirituel et, après lui, chaque personne présente (la personne la plus proche du défunt en dernier) prend quelques gouttes d'eau de la coupe d'eau déposée par le proche, et la boit dans la paume de sa main.

7. L'enseignant spirituel *(ácárya)* récite le *mantra* suivant :

*Sarve 'tra sukhino bhavantu, sarve santu nirámayáh,*
*Sarve bhadráńi pashyantu, na kashcid duhkham ápnuyát.*
*Oṇṁ shánti, Oṇṁ shánti, Oṇṁ shántih !*

---

[1] *Ádhibhaotika, ádhidaevika* et *ádhyátmika* (physiques, mentales et spirituelles). (ndt)

[Que tout le monde soit heureux, que tout le monde soit sain de corps et d'esprit, que chacun voit le bon côté des choses, que personne ne soit malheureux. Que la Paix soit avec vous tous[1] !][2]

Quelques directives :

1) La période de deuil ne doit pas dépasser douze jours. Si on le désire, on peut célébrer la cérémonie en mémoire durant cette période, quand cela convient. Pendant la période de deuil, ne pas s'infliger de mortifications inutiles ou de pénitences ostentatoires.

2) À la fin de la cérémonie en mémoire, on peut faire le don d'un taureau, d'un buffle, d'un bélier, d'un bouc ou de tout autre animal domestique mâle de bonne race dans l'intérêt d'une collectivité[3]. L'animal doit être mâle et d'une race évoluée. Le don charitable d'animaux dans la cérémonie en mémoire *(shráddha)* n'est pas obligatoire. Il n'est pas convenable de marquer l'animal avec minutie. Si l'on considère le marquage comme nécessaire à la sécurité de l'animal, on peut le marquer sur le front ou sur toute partie sans poils de son corps. La personne faisant le don sera responsable de son élevage jusqu'à que l'animal atteigne l'âge adulte. Après quoi, les villageois auront la responsabilité conjointe de ses soins. L'abattage d'un animal offert en charité sera considéré comme un crime grave contre la société.

Jamalpur, 1956

---

[1] La triple répétition d'*Onm shánti* (« Paix divine ») dans le *mantra* sanscrit renvoie aux trois plans d'existence : physique, mental et spirituel. (ndt)

[2] Il est bon de mentionner ici que *shrii shrii* Ánandamúrti recommande ailleurs, qu'après le décès d'un conjoint, d'un parent ou de son gourou – dans la mesure où il faut un certain temps pour s'adapter aux nouvelles circonstances et retrouver son équilibre psychique – durant l'année qui suit ce décès, on se garde de toute décision entraînant un changement majeur dans sa vie. (ndt)

[3] Une tradition indienne, il s'agit ici de permettre au fermier ordinaire l'accès à un étalon, et que celui-ci soit un reproducteur de qualité. (ndt)

## 33. Le veuvage

Les veuves ne sont soumises à aucune restriction concernant l'alimentation, le port de bijoux, l'habillement ou la participation à des cérémonies heureuses. Nulle règle de jeûne rigoureuse ne doit leur être imposée en raison de leur veuvage. Cependant, si une veuve s'impose volontairement des restrictions alimentaires pour améliorer ses pratiques spirituelles, c'est autre chose.

Jamalpur, 1965

## 34. Le[1] responsable de région<br>*(bhukti pradhána)*

La région *(bhukti)* est une zone administrative semblable au district de l'Inde ou au comté du Royaume-Uni. On nomme le secrétaire de l'association Ánanda Márga *(AMPS)* dans cette région, responsable de région *(bhukti pradhána)*.

**L'élection du responsable de région *(bhukti pradhána)* :**

Les *sadvipras*[2] élisent, en leur sein, un responsable de région. Ce responsable de région peut ne pas être professeur ni formateur spirituel *(ácárya* ou *táttvika)*, mais ce doit être un chargé de famille ayant de l'instruction. Il est nommé pour trois ans, après quoi l'on procède à une nouvelle élection.

---

[1] On emploiera ici le masculin de façon générique, le responsable pouvant être tout autant une femme qu'un homme ; cela est vrai pour tous les postes dans l'Ánanda Márga. (ndt)

[2] *Sadvipra* signifie littéralement sage guidé par le Vrai. « Je réserve l'appellation de *sadvipra* à ceux qui sont établis dans l'éthique spirituelle et qui sont pénétrés de pensée universelle » dit l'auteur dans *Problèmes du jour* et « La direction de la société devrait être aux mains de personnes à la fois spirituellement élevées, intelligentes et braves » *(Ânanda Sûtram,* sous le sûtra 5-15) qui sont les personnes que l'auteur qualifie de *sadvipra*. Parmi les membres de l'Ánanda Márga, on considère que ceux bien établis dans les Seize Points (énoncés p. 101 *(tome 2))* sont certainement des *sadvipras*. Voir aussi dans le glossaire à *sadvipra* (p. 193). (ndt)

## L'assemblée[1] et le comité[2] de région *(bhukti)* :

Les *sadvipras* élisent également entre eux les membres de l'assemblée de la région *(bhukti)*. L'assemblée de région compte quinze à vingt-cinq membres. On peut en augmenter le nombre si quatre-vingt pour cent des membres y consentent.

Le responsable de région est le président de l'assemblée régionale. Il est aussi chargé de constituer le comité, exécutif, de la région. C'est lui qui en choisit les membres, dans l'assemblée régionale et éventuellement jusqu'à trois membres parmi les *sadvipras* en dehors d'elle. Le nombre de membres de ce comité est laissé à sa discrétion.

## Les tâches et responsabilités du responsable de région :

Le responsable de région est responsable de façon générale de tous les points du programme de la section ISMUSC *(ISMUB)* (**I**nspection, **S**éminaires, **M**ouvements sociaux [(actions collectives)], **U**tilisation [de toutes les énergies et ressources] et **S**ous-**C**omités *(board)* [groupes pilotant les activités des divers départements et sections d'Ánanda Márga]) au niveau de la région. Il lui faut également consigner toutes les naissances, baptêmes *(játakarma)*, mariages, cérémonies, aides aux pauvres *(Náráyańa sevá)*, divorces, décès, cérémonies en mémoire *(shráddha)* et initiations *(diikśádána)*.

Le responsable de région doit, en outre, régler de petites querelles civiles ou pénales, autorisant le(s) plaignant(s) comme la défense à prendre chacun un représentant. (Tout *sadvipra* versé dans le code social d'Ánanda Márga *(Caryácarya* [ce présent livre]) peut être un représentant à cette fin.)

Il doit préserver le caractère sacré des centres de méditation *(jágrtis)*, des drapeaux, emblèmes[3] et photos du guide

---

[1] En anglais : *general committee.* (ndt)
[2] En anglais : *executive committee.* (ndt)
[3] Voir p. 73

*(guru)* de la Voie *(márga)* avec l'aide des secrétaires des centres de méditation et des autres membres de la région.

Il doit également préserver la solidarité de la région en ne permettant pas aux intérêts individuels allant à l'encontre de l'intérêt collectif de s'imposer, et peut prendre des mesures disciplinaires contre un membre (en consultation avec son comité de région) pour son manque de respect des Seize Points[1].

Il doit contribuer financièrement, en nature, en travail et par ses autres capacités physiques et intellectuelles à la matérialisation des différents projets et programmes d'assistance publique d'Ánanda Márga.

Le responsable de région tient aussi la comptabilité des revenus et dépenses de sa région.

Le Premier *purodhá* (voir p. 66) *(purodhá pramukha)* peut augmenter ou diminuer les tâches et responsabilités du responsable de région[2] quand cela s'avère nécessaire, avec ou sans consultation du Conseil central des *purodhás*.

Calcutta, 1980

## 35. [Les distinctions honorifiques des responsables de région :] *samája-mitram* et *smárta, jiiva-mitram* et *dharma-mitram*

Le responsable/président de région *(bhukti pradhána)* qui a dans son « secteur »/[sa région du monde][3] le plus d'assemblée et comités d'Ánanda Márga de classe A (voir p. 62) sous sa

---

[1] Confer p. 101.

[2] Voir la note 1 p. 67 à propos de la possibilité du responsable de région de contacter le premier *purodhá*. (ndt)

[3] Ánanda Márga a divisé le monde en neuf secteurs *(sectors)* nommés chacun par la capitale centrale du secteur en question (Berlin, New-York, Le Caire, George Town, Delhi, Nairobi, Manille, Suva et Hong Kong). (ndt)

juridiction[1], se voit attribué le titre de *samája-mitram* [« ami de la société »]. Ce titre sectoriel vaut durant un semestre (du 1er janvier à la pleine lune d'avril-mai[2] *(vaishakh)* ou de cette pleine lune au 1er janvier). Ce responsable de région peut user de ce titre de *samája-mitram* jusqu'à ce qu'un autre responsable de région du même « secteur » obtienne cette honorable distinction. Un responsable de région qui conserve le statut de *samája-mitram* pendant deux ans (quatre semestres) consécutifs, devient *samája-mitram* honoraire. Il peut alors faire définitivement usage de ce titre (qui n'est cependant pas héréditaire) mais il ne peut plus occuper la fonction de responsable de région.

Si le responsable de région est professeur spirituel *(ácárya)* [chargé de famille], il utilisera le titre *smárta* [« au mérite social établi »] [en complément à celui d'*ácárya* (« professeur »)] et non *samája-mitram*.

Parmi les neuf *samája-mitrams/[smártas]* en titre dans le monde [correspondant aux neuf « secteurs »], le *samája-mitram* dont la région a le plus grand nombre d'assemblée et comités de classe A utilisera le titre de *jiiva-mitram* [« ami des êtres vivants »]. Un responsable de région conservant ce statut de *jiiva-mitram* pendant deux ans (quatre semestres) consécutifs devient *jiiva-mitram* honoraire : son titre devient permanent (il n'est toutefois pas héréditaire). Il ne peut cependant plus occuper le poste de responsable de région.

Si ce responsable de région est un enseignant spirituel chargé de famille *(grhii ácárya)* [autrement dit si son titre est *smárta*], il ou elle utilisera le titre *dharma-mitram* [« ami du devoir spirituel »] et non *jiiva-mitram*.

---

[1] En dessous de la région, il y a les arrondissements, dotés d'un comité général, (voir chap. 37), et les villages (voir p. 66). (ndt)
[2] *« vaeshákhii púrńimá »* souvent au mois de mai, mais peut tomber en avril ou en juin (calendrier lunaire indien), voir aussi la note 1 p. 41. (ndt)

Bien que cela ne soit pas obligatoire, on recommande aux *samája-mitrams*, *smártas*, *jiiva-mitrams* et *dharma-mitrams* masculins de ne pas se raser.

Les *samája-mitrams* et *jiiva-mitrams* sont, dans la société, dignes du même respect que les professeurs spirituels *(ácáryas)*. Pour cette raison, seul un *purodhá* peut prendre des mesures disciplinaires à leur égard si cela s'avérait nécessaire.

Calcutta, 1980

# 36. La constitution des sous-comités[1]<br>[des départements et sections]

Tous les départements et sections de l'organisation Ánanda Márga *(AMPS[2])* ont, pour la mise en œuvre de leurs programmes respectifs, des sous-comités, du niveau central [autrement dit mondial] jusqu'au niveau du village. Le nombre total de sous-comités à l'échelon du village est le même qu'au niveau central.

Ces sous-comités ont entre trois et sept membres. Ces membres peuvent être ou ne pas être très instruits, mais ils doivent avoir un grand sens des responsabilités. Une personne ne peut pas être membre de plus d'un sous-comité à la fois.

### Les assemblées et comités [régionaux, d'arrondissement, villageois, etc.] de classe A :

On considèrera les assemblées ou comités ayant constitué à leur niveau [de région, d'arrondissement, de village, etc.] autant de sous-comités qu'il y a de départements et sections dans l'organisation Ánanda Márga *(AMPS)*, comme des assemblées ou des comités de classe A. Ceux ayant formé moins que le

---

[1] En anglais : *boards*. (ndt)
[2] Voir le glossaire (p. 183). (ndt)

nombre total de sous-comités voulus sont considérés comme des assemblées ou des comités de classe B.

Les cadres de chaque structure [département ou section] ont, comme le secrétaire d'ISMUSC[1] *(ISMUB)*, pour tâche, avec l'aide de tous les *sadvipras*, de faire passer les assemblées et comités de classe B à des assemblées et comités de classe A.

Calcutta, 1980

## 37. Le responsable d'arrondissement *(upabhukti pramukha)*

**L'élection** du responsable d'arrondissement[2,3]

Les *sadvipras* d'un arrondissement *(upabhukti)* élisent un responsable d'arrondissement *(upabhukti pramukha)* en leur sein. Le responsable d'arrondissement peut être ou non un enseignant spirituel *(ácárya)* ou un *táttvika*, mais ce doit être un chargé de famille instruit. Il occupe ce poste pour une période de trois ans, après laquelle on organise une nouvelle élection.

---

[1] Inspection, séminaires, mouvements [(actions collectives)], utilisation [maximum des compétences et ressources] et sous-comités [mettant en œuvre les programmes des divers départements et sections d'Ánanda Márga aux différents niveaux]. (ndt)

[2] Là où il y a un système de *blocks* [(voir note suivante)] à la fois dans les zones urbaines et rurales, *upabhukti* désigne un *block*. Là où il y a un système de *blocks* dans les régions rurales mais pas dans les régions urbaines, *upabhukti* désigne le *block* dans les zones rurales et, dans les zones urbaines, l'agglomération (sauf si la commune est très grosse et inclut plus d'un poste de police, *upabhukti* désigne alors la zone de compétence d'un poste de police). S'il n'y a pas de système de *blocks*, ni dans les régions urbaines ni dans les zones rurales, *upabhukti* désigne un territoire de cent mille habitants.

[3] Un *block* (circonscription administrative) peut comporter, dans l'Inde rurale, une centaine de villages (il est aussi appelé « bloc de développement communautaire »), il correspond à la notion d'arrondissement en France (un département comprenant trois à quatre arrondissements désignés par le nom de la ville principale ou sous-préfecture) mais voir aussi la note précédente. (ndt)

**Le comité** d'arrondissement *(upa-bhukti)*

Le responsable élu d'arrondissement forme, pour l'arrondissement, un comité avec des membres choisis parmi les *sadvipras* des différentes parties de l'arrondissement. C'est lui qui décide du nombre de membres du comité d'arrondissement.

**Les tâches et responsabilités** du responsable d'arrondissement :

Le rôle joué par le département ISMUSC[1] *(ISMUB)* pour les responsables de région *(bhukti pradhánas)* est tenu par le département de Soutien social[2] pour les responsables d'arrondissement.

Le responsable d'arrondissement ouvre autant d'écoles que possible pour accroître le degré d'alphabétisation dans son arrondissement. Il établit et maintient un haut niveau de moralité dans l'arrondissement.

Il s'efforce d'augmenter le pouvoir d'achat de la population locale avec l'aide des militants de la TUP[3] et des autres *sadvipras*, et ouvre autant de magasins universels que possible pour répondre aux besoins de la population locale.

Il fait de même pour la production agricole et industrielle de l'arrondissement. Il ouvre le nombre requis de services de médecine générale et de foyers sociaux dans l'arrondissement, en coopération avec les départements concernés d'Ánanda Márga *(AMPS)*.

Le responsable d'arrondissement peut être membre du comité (exécutif) de sa région, mais il ne peut y détenir de poste à responsabilité.

Calcutta, 1980

---

[1] Voir note 1 p. 63. (ndt)
[2] Chargé de l'aide sociale et de l'instauration de coopératives. (ndt)
[3] La *Théorie de l'Utilisation Progressiste* (TUP) (théorie socio-politique, voir dans le glossaire, à la p. 195). (ndt)

## 38. [Les distinctions honorifiques des responsables d'arrondissement :] *sándhivigráhika, jana-mitram* et *loka-mitram*]

Chaque semestre, dans chaque zone sectorielle[1], on attribue le titre de *sándhi-vigráhika* [organisateur de centres de services] au responsable d'arrondissement ayant sous sa juridiction le plus de coopératives de producteurs et de consommateurs en fonctionnement (à condition que le taux d'alphabétisation de son arrondissement soit supérieur à 25 %[2] et que personne n'y soit mort de faim ou de malnutrition durant le semestre en question).

Il peut alors préfixer son nom de ce titre jusqu'à ce qu'un autre responsable d'arrondissement de la zone sectorielle acquière cette honorable distinction. Un responsable d'arrondissement conservant ce titre pendant deux ans (quatre semestres) consécutifs devient *sándhi-vigráhika* honoraire. Il peut définitivement user du titre – qui n'est toutefois pas héréditaire – mais ne peut plus occuper le poste de responsable d'arrondissement.

On attribue chaque semestre, dans chaque secteur[3], au *sándhi-vigráhika* qui a le plus grand nombre de coopératives en fonctionnement, le titre de *jana-mitram* [« ami du peuple »]. (Les conditions d'attribution et d'utilisation du titre de *jana-mitram* honoraire sont analogues à celles de *sándhi-vigráhika* honoraire).

---

[1] En anglais « *region* » ; il s'agit ici non des régions *(bhukti)* vues précédemment mais du nom anglais des zones qui sont les subdivisions des secteurs (voir note 3 p. 60) nommées souvent par la capitale principale de la zone sectorielle en question (comme *Paris Region* ou *Gilbratar Region* (Espagne et Portugal) à l'intérieur de *Berlin Sector* (l'Europe élargie). (ndt)

[2] Le Premier *purodhâ (purodhá pramukha)* modifiera, si nécessaire, ce taux.

[3] Voir note 3 p. 60. (ndt)

Chaque semestre, au niveau mondial, le *jana-mitram* ayant le plus grand nombre de coopératives en fonctionnement se voit attribuer le titre de *loka-mitram* [« ami de l'humanité »]. (Les conditions d'attribution et d'utilisation du titre de *loka-mitram* honoraire sont analogues à celles s'appliquant aux *sándhi-vigráhika* et *jana-mitram* honoraires).

Calcutta, 1980

## 39. Les assemblées et comités de l'organisation

**1) L'Assemblée[1] centrale[2]** *(Central Committee)* **[et le comité exécutif central]**

L'Assemblée centrale comprend entre quinze et soixante membres (elle peut toutefois dépasser les soixante membres si quatre-vingt pour cent des membres de l'Assemblée centrale le souhaitent). Ses membres sont des *purodhás* d'Ánanda Márga élus par leurs pairs.

Le président de droit[3] de l'Assemblée centrale est la tête élue[4] *(pramukha)* des *purodhás* [(le Premier *purodhá*)]. Il constitue le comité exécutif central – dont il fixe le nombre de membres – à partir de membres de l'Assemblée centrale auxquels il peut adjoindre trois personnes, au plus, qui n'en sont pas.

**2) Les assemblées et comités de région** *(bhukti)*
   (Voir p. 59)

**3) Le comité de village**

Le responsable de région *(bhukti pradhána)*] ou, en son absence, le responsable de l'organe supérieur ou, en son absence, le président de l'Assemblée centrale, nomme un organisateur

---

[1] *Samsthá.* (ndt)
[2] C'est-à-dire agissant au niveau mondial. (ndt)
[3] Précisions point 9 p. 69
[4] Voir p. 70.

de village. L'organisateur de village forme le comité de village selon son choix. Si les villageois ne sont plus satisfaits de l'organisateur de village ou en cas de décès de celui-ci, l'entité de nomination nomme un autre organisateur jouissant de la confiance des villageois. Un village n'a qu'un comité exécutif. Le nombre de membres du comité de village est laissé à la discrétion de l'organisateur. On peut nommer dans le comité de village des professeurs spirituels *(ácáryas)* ou des *táttvikas* ou en leur absence d'autres personnes de la Voie.

4) **L'assemblée ou comité national, provincial** ou **d'un État**

Si l'on juge opportun de former une assemblée ou un comité au-dessus de l'assemblée régionale[1] et en dessous de l'Assemblée centrale [(mondiale)] (pour un État ou une Province[2]), c'est le président de l'Assemblée centrale qui nomme le président de cette assemblée/ce comité. Ce dernier choisit les membres de son comité exécutif. Il en décide aussi le nombre de membres et, autant que possible, sélectionne ses membres parmi ceux qui sont à la fois *ácáryas* et *táttvikas*. S'il n'y a pas suffisamment de personnes ainsi qualifiées, il peut les choisir parmi les pratiquants *(márgiis)* ordinaires. Ce groupe est généralement considéré comme un comité exécutif. Si le besoin s'en fait toutefois sentir, on peut constituer une assemblée générale moyennant l'accord du président de l'Assemblée centrale qui en établit alors le nombre de membres. Cette assemblée doit aider le comité exécutif de toutes les manières possibles. Les membres de cette assemblée sont élus par les *ácáryas* et *táttvikas* sous la juridiction territoriale de cette assemblée, en leur sein. Le nombre de membres de cette assem-

---

[1] Notons que les responsables de région ont la possibilité hiérarchique de se mettre directement en rapport avec le président de l'Assemblée centrale, un dispositif décidé dans les années 1980 par le fondateur pour éviter l'isolement du sommet vis-à-vis de la base, mais semble-t-il non mentionné ici. (ndé)

[2] Province au sens canadien ou chinois par exemple. (ndt)

blée est déterminé [(amendé)] par quatre-vingt pour cent des membres susdits. Là où il y a une assemblée élue (même si le président de l'assemblée a été nommé par le président [de l'Assemblée centrale]), son président constitue le comité exécutif à partir des seuls membres de l'assemblée. Si l'on n'a pas à sa disposition suffisamment de personnes qualifiées, on peut faire entrer au comité exécutif des personnes extérieures à l'assemblée, avec l'approbation du président de l'Assemblée centrale.

5) **La durée de vie** des assemblées ou des comités exécutifs, des niveaux inférieurs jusqu'au niveau central, est décidée par l'Assemblée centrale. Quant à la durée de vie de l'Assemblée centrale, elle est décidée par le Corps général central [constitué de tous les *purodhás*].

6) **Les revenus** : les comités de village, les assemblées d'arrondissement *(upabhukti)*, de région *(bhukti)* et les assemblées ou comités nationaux, provinciaux ou d'un État doivent chacun verser un huitième de leurs revenus à l'assemblée (ou à défaut au comité) immédiatement au-dessus d'eux, et dépenser les sept huitièmes restants sur leur propre territoire dans des programmes sociaux et la propagation de la spiritualité *(dharma)*. Par exemple, l'assemblée ou, à défaut, le comité exécutif immédiatement en dessous de l'Assemblée centrale verse un huitième de ses revenus à cette dernière. L'Assemblée centrale utilise ces fonds pour le monde entier.

7) **Les réunions** de l'Assemblée centrale se font en anglais. Les réunions des assemblées et comités de région ou de village se feront en langue locale en l'absence de personnes parlant anglais/[français][1].

---

[1] Considérant que la langue véhiculaire de l'Inde est l'anglais, on peut raisonnablement considérer que pour l'Afrique francophone, Haïti, etc. où la langue véhiculaire est le français, on peut ici remplacer anglais par français. (ndt)

8) **Les bureaux** des comités et assemblées servent de lieux de rencontre aux membres de la Voie *(márgiis)*. **Les responsabilités** incombant aux assemblées et aux comités – que ceux-ci soient centraux, régionaux, d'arrondissement ou de village – sont l'aide sociale et la propagation de la spiritualité *(dharma)*.

9) **Le président des purodhâs/Premier** *purodhá (purodhá pramukha)* est automatiquement le président de l'Assemblée centrale et le demeure généralement. Cependant, s'il le souhaite, il peut ne pas faire office de président de l'Assemblée centrale. Dans ce cas, il nomme un nouveau président à l'Assemblée centrale et fixe la durée de son mandat.

10) Pour faciliter le travail, l'Assemblée centrale peut faire les **modifications, additions et amendements** aux règles formulées ci-dessus qu'elle juge nécessaires.

Jamalpur, 1956

# 40. [Les enseignants spirituels] *táttvika, ácárya, purodhá* et leurs Conseils[1] respectifs.

Les aspirants *táttvikas, ácáryas* et *purodhás*[2] suivent des cours auprès de personnes compétentes puis se présentent à un examen conduit par cinq personnes *(táttvikas, ácáryas* ou *purodhás* selon le cas)*. Le Conseil central des *táttvikas*, des *ácáryas* ou des *purodhás* (selon le cas) délivre alors, en fonction du résultat de l'examen, un certificat à l'intéressé. Chaque certificat doit porter le numéro d'inscription ainsi que les signatures des examinateurs.

Les titres de *táttvika, ácárya* et *purodhá* représentent une compétence, une capacité d'agir. C'est pourquoi, si pour une raison quelconque, excepté son âge avancé, un(e) *táttvika/á*, un(e) *ácárya/á* ou un(e) *purodhá* est incapable de s'acquitter de

---

[1] En anglais : *boards*. (ndt)
[2] Voir chap. 4 (p. 20) et leur rôle dans le glossaire (p. 183) (à ces mots). (ndt)

ses tâches, les Conseils centraux respectifs (des *táttvikas*, des *ácáryas* ou des *purodhás*) peuvent annuler son certificat. On peut faire appel d'une décision du Conseil central des *táttvikas* auprès du Conseil central des *ácáryas* et, dans ce cas, le verdict de ce dernier est irrévocable. On peut, de même, faire appel d'une décision du Conseil central des *ácáryas* auprès du Conseil central des *purodhás* et, dans ce cas, le verdict de ce dernier est définitif et a force exécutoire. *Táttvika, ácárya, purodhá* et autres titres de ce genre récompensent le talent individuel et ne sont pas héréditaires.

### Le Conseil central des *purodhás*

En cas de problème compliqué ou de vive controverse dans l'Ánanda Márga, on considérera la décision du Conseil central des *purodhás* comme suprême. La décision prise à l'unanimité par les membres du Conseil central des *purodhás* aura force exécutoire pour la communauté [(Ánanda Márga)]. S'il n'y a pas d'unanimité dans le conseil, la décision de la majorité sera la décision du conseil. Si deux groupes se partagent également les votes, on considèrera le seul vote du président comme le vote du conseil. Tout membre d'Ánanda Márga *(ánanda márgii)* doit se conformer à la décision du conseil des *purodhás* sans discussion.

Le président du conseil des *purodhás*, élu par le vote des *purodhás*, sera appelé **Premier *purodhá*** *(purodhá pramukha)*. On considérera la décision du Premier *purodhá* comme juste et définitive. Nul ne peut changer la décision du Premier *purodhá*, mais si le Premier *purodhá* l'estime nécessaire, il peut modifier sa précédente décision. Le Premier *purodhá* occupe ce poste à vie, mais peut cependant démissionner pour raisons de santé.

Les *purodhás* élisent aussi les trois autres membres du Conseil des *purodhás*, dont le mandat est de cinq ans. Si avant l'expiration des cinq ans, quelqu'un décède ou est forcé de démissionner pour raisons de santé, on pourvoira au poste par une réélection. Si la majorité des *purodhás* expriment, par un vote, leur mécontentement vis-à-vis du travail d'un membre du Conseil des *purodhás*, on peut procéder à une réélection pour ce poste, si le Premier *purodhá* y consent.

### Le Conseil central des *ácáryas*

Le conseil central des *ácáryas* est constitué de huit personnes élues par les professeurs spirituels *(ácáryas)* et approuvées par le Premier *purodhá*. L'un de ses membres sert de secrétaire du conseil. Le conseil des *ácáryas* décide de toutes les règles, sanctions, discipline et toute autre chose concernant les *ácáryas*. Les décisions du conseil central des *ácáryas* sont soumises à l'approbation finale du Premier *purodhá*.

### Le Conseil central des *táttvikas*

Le conseil central des *táttvikas* est constitué de douze personnes élues par les *táttvikas* et approuvées par le Premier *purodhá*. L'un des membres élus est le secrétaire du conseil. Ce conseil central des *táttvikas* décide de toutes les règles, sanctions, discipline et toute autre chose concernant les *táttvikas*. Les décisions du Conseil central des *táttvikas* sont soumises, accompagnées de la recommandation du Conseil des *ácáryas*, à l'approbation finale du Premier *purodhá*.

Jamalpur, 1956

## 41. Les moines et moniales *avadhúta/ikás*[1] et leur Conseil

Si une personne se trouve dans l'impossibilité de s'acquitter de ses responsabilités familiales parce qu'elle est entièrement préoccupée par la propagation de la spiritualité *(dharma)* et l'action sociale, et qu'elle prend l'initiation formelle du *sannyása* [du renoncement au monde, la profession d'ascète], on l'appelle alors *avadhúta* [masc.] ou *avadhútiká* [fém.].

Le Conseil des *avadhútas* est constitué de quatre personnes élues par les *avadhútas* et les *avadhútikás*, avec l'approbation du premier *purodhá*. L'un des membres élus sert de secrétaire de ce conseil. Le Conseil des *avadhútas* décide de toutes les règles, sanctions, discipline et toute autre chose concernant les *avadhútas* et les *avadhútikás*. Les décisions du Conseil des *avadhútas* sont soumises à l'approbation finale du Premier *purodhá*.

Les *avadhúta/ikás* doivent obéissance au Premier *purodhá*, et le Conseil des *avadhútas* ne doit mettre aucune décision en application sans son consentement.

Jamalpur, 1956

---

[1] Moines et moniales ayant prononcés leurs vœux perpétuels. (ndt)

## 42. Les trésors d'Ánanda Márga

**Nos trésors** :

Une idéologie sublime, un amour universel et une unité inébranlable entre nous.

**Notre drapeau** :

Un drapeau triangulaire orange safran avec un svastika blanc à l'intérieur.

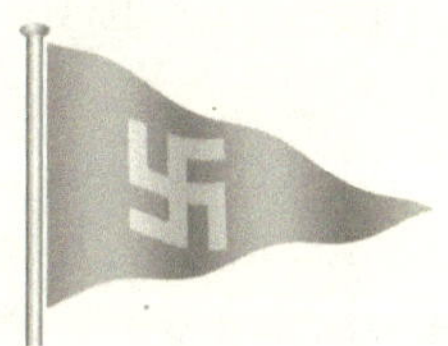

**Notre emblème** *(pratiika)* :

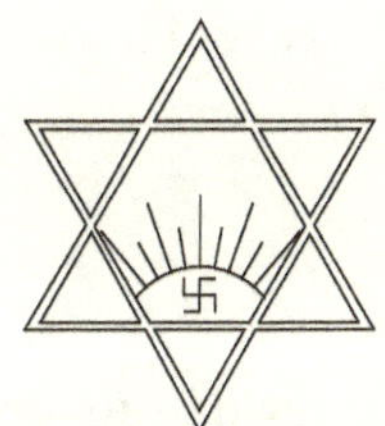

Un triangle équilatéral pointant vers le haut, superposé à un triangle équilatéral pointant vers le bas, avec un soleil levant contenant un svastika.

Ce sont respectivement les symboles de l'énergie, de la connaissance, du progrès et de la victoire permanente [la victoire spirituelle][1].

Protégez à tous les égards et à tout prix, la splendeur de nos trésors et le caractère sacré de notre drapeau, de notre emblème et du portrait *(pratikrti)* [photo] du guide de notre Voie *(márga guru)*.

Jamalpur, 1956

---

[1] Voir aussi dans le glossaire à *pratiika*. (ndé)

## 43. *Guru vandaná*

*[Chant d'abandon à la guidance divine]*

**Akhańda-mańdalákáram**
[Toute cette expression circulaire (l'univers),]
**Vyáptam yena carácaram ;**
[Elle [la présence divine] la pénètre, ce qui est animé et ce qui est inanimé ;]
**Tatpadam darshitam yena**
[La présence divine, il (nous) dévoile,]
**Tasmae shrii-gurave namah**
[À ce glorieux guide, j'offre mon adoration.]

*[Je m'abandonne au glorieux maître révélant la Divine Présence qui pénètre l'univers (aussi bien l'animé que l'inanimé).]*

**Ajińána-timirándhasya,**
[(Nous sommes) Aveuglés par les ténèbres de l'ignorance.]
**Jińánáińjana-shalákayá**
[Avec le bâtonnet portant le collyre de la Connaissance,]
**Cakśur unmiilitam yena,**
[Il (nous) ouvre les yeux,]
**Tasmae shrii-gurave namah,**
[Je m'abandonne à ce glorieux maître.]

*[Je m'abandonne au glorieux maître qui, par l'application du collyre de la Connaissance, ouvre les yeux de celui qui, dans l'obscurité de l'ignorance, est aveugle.]*

**Gurur brahmá, gurur viśńuh,**
[Le maître est le Créateur, le Protecteur,]
**Gurur devo maheshvarah,**
[le Divin Destructeur,]

**Gurur eva param brahma,**
[Il est tout simplement Dieu suprême,]
**Tasmae shrii-gurave namah.**
[Je m'abandonne à ce glorieux maître.]

*[Je m'abandonne au glorieux maître qui n'est autre que le Créateur, le Protecteur et le Destructeur, Dieu lui-même.]*

(prononciation p. 200)

## 44. Recommandation finale

Utilisant les vibrations créées pour l'éternité par *Shrii Shrii* Ánandamúrti*jii* au moyen de ses mudrás *jánusparsha*[1] et *varábhaya*[2], avancez et faites avancer l'univers entier sur le chemin du bien général.

*Onm shánti*[3] !

Jamalpur, 1956

---

[1] La *mudrá* est ici un geste mystique des mains d'où émane la bénédiction du maître spirituel ; dans le *jánusparsha mudrá*, il ouvre les mains et les repose, paumes apparentes, sur ses cuisses [*jánu* : genou, *sparsha* : toucher]. (ndt)
[2] La *mudrá* qui « bénit *(vara)* et ôte la peur *(abhaya)* ». Dans ce geste de bénédiction, le maître spirituel ouvre les mains, la main droite jusqu'à l'épaule droite, exposant sa paume *(abhaya mudrá)* et pose le dos de sa main gauche ouverte sur sa cuisse gauche *(vara mudrá)*. (ndt)
[3] La Paix soit avec vous. (ndt)

# Supplément

# Célébration commémorative du *maháprayáńa*[1]
## *(Maháprayáńa divasa)*

*Shrii shrii* Ánandamúrti, le fondateur de l'Ánanda Márga, a quitté son enveloppe corporelle le 21 octobre 1990.

En 1991, les responsables de l'organisation instaurèrent la célébration du jour anniversaire de sa mort.

Le programme choisi pour cette célébration comprend : un chant-et-danse méditatif dans les rues de la ville *(nagar kiirtana)*, des chants spirituels « *Prabhát Saḿgiita*[2] » (sans danses) adaptés à la solennité de l'occasion, un chant-et-danse méditatif en continu *(akhańda kiirtana)*, une [cérémonie en mémoire, d']« offrandes respectueuses » *(shraddháiṇjali)*, une exposition des messages d'inspirations[3] de l'auteur *(váńiis)*, des ventes de livres [en rapport avec la mission], une plantation d'arbre(s), une soupe populaire *(sadávrata)* et autres activités humanitaires, une distribution de friandises consacrées *(prasádas*[4]*)*, des récits parlant de Bábá[5] *(satsauṇga)*, des conférences spirituelles *(tattvasabhá)*, des colloques et des symposiums.

On peut organiser un chant-et-danse méditatif en continu *(akhańda kiirtana)* du 21 octobre au 26 octobre à 15 heures 30 (moment où eut lieu la crémation).

---

[1] Le *maháprayáńa* désigne, dans la tradition yoguique, le départ conscient du yogui. (ndt)

[2] Chants poétiques spirituels composés par *shrii shrii* Ánandamúrti. (ndt)

[3] Que l'auteur délivrait au nouvel an et à la pleine lune de mai. (ndt)

[4] Un *prasáda* est de la nourriture qui a été transformée par la vibration du *kiirtana*. (ndéi)

[5] *Bábá* signifie père et désigne affectueusement *shrii shrii* Ánandamúrti, guide spirituel et fondateur de l'Ánanda Márga. (ndt)

## Les *mantras* de conclusion

**Chant qui clôt la méditation collective :**

***Nityaṁ shuddhaṁ nirábhásaṁ***
[Éternel, pur Esprit, au-delà de toute apparence,]
***Nirákáraṁ niraiṇjanam,***
[Incorporel, pure clarté,]
***Nityabodhaṁ cidánandaṁ***
[Omnisciente conscience béatifique,]
***Gurubrahma namámy aham.***
[Dieu, qui nous guide, je te salue.

Tantra[1]

*Je salue Dieu absolu, notre guide, pur Esprit éternel au-delà de toute apparence, clarté immatérielle, conscience omnisciente, béatitude spirituelle.]*

**Chant qui conclut l'offrande des couleurs** (p.74) :

***Tava dravyaṁ jagadguro,***
[C'est ton propre bien, Ô Seigneur de l'univers,]
***Tubhyam eva samarpaye.***
[Que je t'offre.]

Ici s'achève le tome 1 de l'*Ánanda Márga Caryácarya (Le Manuel pratique de l'Ánanda Márga).*

---

[1] *Guru-giitá : Sarvollása-tantram, 10-21, Práňatośinii 3 (arthakáňḍa). (ndt)*

*Ánanda Márga Caryácarya*

*tome 2*

# Les règles de vie et de conduite

# Sommaire

## Tome 2 – Les règles de vie et de conduite

# 1. La pratique spirituelle *(sádhaná)*

## 1. **Les observances obligatoires du membre**
de l'Ánanda Márga *(ánanda márgii)* :

**a)** C'est Dieu *(Parama Brahma)* un, éternel et sans forme seul qui est à adorer. C'est lui le guide spirituel de ce monde *(jagadguru)*, lui qui nous a révélé la science spirituelle *(Brahmavidyá)* sous les nom et forme d'Ánandamúrti. C'est un devoir de rendre chacun conscient de sa Majesté.

**b)** Pratiquer une méditation d'abandon de soi au Seigneur *(Iishvara prańidhána[1])* complète, deux fois par jour, que l'on soit malade ou en bonne santé, assis ou couché, ou encore dans un véhicule. Tout pratiquant *(sádhaka)*, qu'un travail urgent l'attende ou non, que son esprit soit ou non agité, doit avoir une pratique méditative récitative[2] *(japa)* (à l'aide de son *ista mantra* (le *mantra* qui conduit au but ultime)) quatre-vingt fois dans un premier temps, puis qu'il continue sa pratique, sans compter, aussi longtemps qu'il le désire, conformément aux instructions.

Ne prendre son petit déjeuner qu'après avoir terminé sa méditation *(Iishvara prańidhána)* matinale. De même, ne pas dîner tant que l'on n'a pas fini sa méditation du soir.

**c)** Suivre [les dix points de] l'éthique spirituelle yogique[3] – *yama niyama* – en toutes circonstances.

---

[1] Voir détails p. 191 (dans le glossaire). (ndt)

[2] Intérieure. (ndt)

[3] Que l'auteur commente en détail dans *Un Guide de conduite humaine, yama niyama, les principes moraux spirituels du yoga.* (ndt)

***Yama*** : la bienveillance (ne pas blesser ni nuire), la vérité attentionnée, l'honnêteté, la pratique de Dieu, vivre simplement *(ahiṁsá, satya, asteya, brahmacarya, aparigraha)*.

- **La bienveillance** (ne pas blesser ni nuire) – *ahiṁsá* : ne pas faire de mal, ni blesser quiconque par la pensée, la parole ou l'action.

- **La Vérité attentionnée** – *satya* : l'utilisation bienveillante de sa pensée et de ses paroles.

- **L'honnêteté** – *asteya* : renoncer au désir même de s'approprier de façon illégitime le bien d'autrui. *Asteya* signifie « ne pas voler ».

- **La pratique de Dieu/[voir Dieu en tout et tous]** – *brahmacarya* : avoir toujours sa pensée absorbée en Dieu.

- **Vivre simplement** – *aparigraha* : renoncer à tout ce qui n'est pas nécessaire à la préservation de l'existence physique.

***Niyama*** : la propreté et la pureté, le contentement, se sacrifier/la pénitence, la lecture spirituelle, la pratique de l'abandon de soi au Seigneur *(shaoca, santośa, tapah, svádhyáya, Iishvara praṅidhána)*.

- **La propreté et la pureté** – *shaoca* : propreté du corps et pureté de l'esprit. On se purifie mentalement par la bonté envers toutes les créatures et la charité, en œuvrant au bien des autres et en étant dévoué.

- **Le contentement** – *santośa* : c'est être content avec ce que l'on a[1], il est essentiel de s'efforcer d'être toujours joyeux.

---

[1] Certainement, lorsqu'on se trouve exploité honteusement ou que l'on n'a pas de quoi vivre décemment, on doit se battre pour faire changer cela. Cependant, bien qu'ils aient largement de quoi, beaucoup de gens ne sont pas contents. Le contentement est un état d'esprit positif et constructif car il permet de voir la solution aux problèmes en ôtant le voile du mécontentement. (ndé)

**- Se sacrifier/la pénitence** – *tapah* : on appelle la mortification physique que l'on s'impose pour atteindre à son but [spirituel] une pénitence. Le terme pénitence *(tapah)* inclut aussi le jeûne *(upavása)*, rendre service au guide spirituel *(guru)*, à ses parents ainsi que les quatre types de services *(yajiṇa)* : envers les pères[1] *(pitr)*, les êtres humains *(nr)*, les animaux et les plantes *(bhúta)* et Dieu *(adhyátma)*. Pour les étudiants, la principale pénitence est l'étude.

**- La lecture spirituelle** – *svádhyáya* : étudier les Écritures et les ouvrages philosophiques de sorte à en comprendre le sens véritable.

*Ánanda Sútram* est le traité philosophique de l'Ánanda Márga. Les séries *Subháśita Saṁgraha*[2] [ainsi que *Nectar de l'Enseignement spirituel* (tous les tomes), de même qu'en partie *Je salue la splendeur de Krishna (Namámi Krśńasundaram)* (historico-philosophique) et *Mes hommages, ô Shiva le tranquille (Namah Shiváya Shántáya)* (deuxième partie)] en sont les textes spirituels.

On peut également pratiquer l'étude spirituelle en participant régulièrement à la réunion de méditation *(dharmacakra)* et en fréquentant des personnes spirituellement élevées *(satsauṇga)*. Cette forme d'étude spirituelle ne vaut cependant que pour ceux qui ne sont pas capables d'étudier de la manière susdite.

**- La pratique de l'abandon de soi au Seigneur** (notamment par/dans la méditation) – *Iishvara praṇidhána* : C'est avoir une foi ferme et à toute épreuve en Dieu *(Iishvara)*, dans la peine comme dans la joie, dans la prospérité ou dans l'adversité, et se considérer en toute circonstance comme

---

[1] Et que l'on exprime par « la salutation aux ancêtres » p. 111 *tome 3.* (ndt)

[2] En français : *Sublime spiritualité, La Science sacrée de Védas I, II (La Spiritualité de la Kaṭha Oupanishad), III (L'Enseignement philosophique de la Shwetâshwatara Oupanishad)*, etc. (voir p. 205). (Liste mise à jour tome 1 p. 26). (ndt)

l'instrument [de Dieu] et non comme celui qui dirige cet instrument, dans toutes les activités de la vie.

**d)** Ne pas laisser mourir de faim la moindre créature. Même si c'est un ennemi naturel[1], ne pas l'affamer et ne pas l'abandonner mutilé.

**e)** La participation à la réunion hebdomadaire de méditation *(dharmacakra)* est obligatoire pour les personnes en bonne santé. Si, pour des raisons de service public ou médical, vous ne pouvez pas participer à la réunion de méditation à l'heure dite, rendez-vous au centre de méditation *(jagrti)* le même jour et pratiquez-y la méditation d'abandon de soi au Seigneur *(Iishvara praṅidhána)*. Si même cela s'avère impossible, sautez un repas[2] au cours du week-end.

2. Si vous jeûnez pour votre purification mentale, offrez votre nourriture à un passant dans le besoin et utilisez votre eau pour arroser les plantes.

3. Gardez toujours à l'esprit que vous avez une obligation – une dette – envers chaque créature de cet univers, cependant, personne n'a d'obligation envers vous, personne ne vous doit rien.

4. La vie animale est consacrée aux plaisirs charnels tandis que la vie humaine est destinée à la pratique spirituelle *(sádhaná)*. Le corps est cependant indispensable à la pratique spirituelle. Soyez donc attentif aux choses de ce monde de sorte à préserver ce corps.

5. Tout requiert une assise. Si la vie ne repose pas sur une base solide, elle est ébranlée au moindre orage. Dieu *(Brahma)* est l'assise la plus solide.

---

[1] Comme un serpent par exemple. (ndt)
[2] Cette règle ne s'applique pas aux femmes enceintes ou allaitantes. (N.d.éd.fr.)

6. La spiritualité *(dharma)* est une affaire intérieure. Une pratique ostentatoire (faire résonner les cloches de cuivre, battre le tambour, faire du bruit tout autour, etc.) ne peut que dissimuler un vide intérieur.

7. On ne peut parvenir à la connaissance si l'on ne développe pas la psychologie du « je ne sais rien ». C'est l'état d'esprit fondamental d'un véritable aspirant.

8. La vie humaine est courte. Il est donc sage d'obtenir toutes les instructions relatives à la pratique spirituelle *(sádhaná)* le plus tôt possible.

9. C'est seulement quand sa pensée n'est plus limitée dans son activité par l'égoïsme, l'étroitesse et les superstitions, qu'on est véritablement libéré *(mukti)*.

10. Quoi que vous disiez ou fassiez, n'oubliez jamais Dieu. Portant son nom dans votre cœur, gardant à l'esprit que cette œuvre est la sienne, immergez-vous par un océan d'actions dans sa Félicité.

11. Efforcez-vous d'éveiller votre humanité dans toutes vos actions, grandes ou petites. L'essence de l'humanité est la divinité, qu'elle atteint au sommet de son perfectionnement. Le pratiquant ne doit à aucun moment oublier cela.

12. Si vous constatez que vous avez un défaut et ne trouvez pas quelle mesure de correction *(shásti)* appliquer, purifiez-vous mentalement par le jeûne.

13. Avant de critiquer le défaut de quelqu'un, assurez-vous de ne pas avoir ce même défaut.

14. Quand on est établi dans les principes moraux spirituels *(yama niyama)*, on est libre des huit tendances enchaînantes[1] *(aśta páshas)*. La superstition n'a pas de prise sur celui qui en est libéré.

15. Ce sont les actions et non le raisonnement qui prouvent la supériorité de quelqu'un.

---

[1] Détaillées note 2 de la p. 18 (tome 1). (ndt)

16. N'essayez pas de vous imposer comme supérieur en rabaissant les autres parce qu'en agissant ainsi, l'infériorité d'autrui s'incruste dans votre esprit.

17. Surmontez la [l'attitude] critique par la louange, l'obscurité par la lumière.

18. Donner le nom de Dieu à un objet matériel n'est rien d'autre que décrier Dieu. Ceux qui pratiquent l'idolâtrie au nom de Dieu *(Brahma)* infini et sans forme se livrent donc délibérément à la calomnie. Ne vous adonnez pas à un tel crime *(mahapápa)*.

19. Les étapes de la méditation que sont l'allongement/la maîtrise du souffle *(pránáyáma)*, le recueillement intérieur *(pratyáhára)*, la concentration *(dháraná)* et la contemplation *(dhyána)* divines permettent de maîtriser les pulsions ennemies *(ripu)*.

Il vous faut prendre le contrôle de vos tendances enchaînantes *(pásha)* et ennemies *(ripu)*[1] ; ne les laissez pas vous diriger. Les êtres humains auront néanmoins toujours, de par leur nature d'êtres vivants, affaire à ces tendances enchaînantes et ennemies.

20. Dans ce monde, la majeure partie des calomnies s'appuie sur le mensonge. Certains y cèdent inconsciemment, certains parce que leurs petits intérêts sont blessés, et d'autres par compulsion à blesser autrui *(himsa-vrtti)*. Expliquez cela, avec calme, au diffamateur. Mais avant, assurez-vous que sa déclaration ne contient pas même une once de vérité. Si vous êtes, même seulement un tout petit peu, en faute, ne répondez pas, acceptez la remarque et remerciez la personne d'avoir su attirer votre attention sur votre faute, puis sollicitez une punition [à un enseignant spirituel (voir p. 21)].

21. Gardez toujours à l'esprit que vous ne devez pas débattre avec quelqu'un qui critique votre *desideratum* spirituel

---

[1] Voir notes 2 p. 18 et 3 p. 18 *(tome 1)*. (ndt)

*(iśta)*, votre idéal spirituel/idéologie *(ádarsha)*, votre commandement suprême ou vos règles de conduite. Si cela se produit, soyez ferme et sans compromis.

Jamalpur, 1956

## 2. La pureté corporelle

1. Gardez votre corps propre et soigné comme un temple.

2. Après la miction ou la selle, nettoyez-vous à l'eau ou par d'autres moyens.

3. Précédez vos deux méditations quotidiennes et tout autre temps de méditation d'un bain ou d'une ablution générale *(vyápaka shaoca)* [(appelée « demi-bain » et décrite ci-dessous)].

4. Avant de manger et d'aller vous coucher, faites un « demi-bain » *(vyápaka shaoca)* à l'eau fraiche ou tiède (si le climat est froid).

[**Le demi-bain** *(vyápaka shaoca)* s'effectue ainsi : Rincez vos organes génitaux, les avant-bras, des coudes aux mains, et les jambes, des genoux aux pieds. [Lavez-vous les mains,] remplissez votre bouche d'eau et aspergez-vous les yeux et le visage au moins une douzaine de fois. Lavez vos oreilles et votre cou. Enfin, si vous avez l'estomac vide, rincez-vous le nez en aspirant de l'eau *(násápána)*.]

5. Il est impératif[1] de faire un jeûne sec (sans eau) le onzième jour lunaire[2] *(ekádashii)* de chaque quinzaine lunaire. On peut également, si on le souhaite, jeûner deux autres jours

---

[1] Les personnes souffrant de calculs biliaires, rénaux ou urinaires ou de tuberculose ne doivent, elles, jamais jeûner sans eau. Elles doivent au contraire boire suffisamment d'eau, [citronnée et légèrement salée, pour couper l'acidité du citron (si le sel ne leur est pas contre-indiqué)] précise l'auteur dans *Se Soigner par le yoga, l'hygiène de vie et les remèdes naturels* (édité sous son nom civil, Prabhat Ranjan Sarkar). De plus, en cas de maladie, voir p. 119. Lire aussi le chap. sur le jeûne p. 119 et à jeûne, p. 187, dans le glossaire. Enfants et femmes enceintes ou allaitantes sont bien sûr dispensés de jeûne. (ndt et n.d.éd.fr.)

[2] Environ le onzième jour solaire qui suit la pleine lune ou la nouvelle lune. (ndt)

du mois : à la pleine lune *(púrńimá)* et à la nouvelle lune *(amá-vasyá)*[1]. Pour les moines et moniales *(sannyásiis)*, il est impératif de jeûner le onzième jour de chaque quinzaine lunaire ainsi qu'à la pleine et à la nouvelle lune.

Jamalpur, 1956

## 3. La vie en société

1. Avant de manger, assurez-vous que tous ceux présents aient mangé. Si quelqu'un n'a pas mangé, ne commencez votre repas que si cette personne vous y autorise de tout cœur.

2. Quelle que soit la nourriture dont vous disposez, distribuez-la à parts égales aux membres de la Voie *(margiis)* présents avant de manger. Cependant, si l'un d'eux n'a pas envie de manger, c'est une autre affaire. Dans ce cas, vous n'avez pas à vous sentir retenu.

3. Vous devez aimer tout le monde et avoir confiance en chacun mais ne confiez pas de responsabilités à ceux qui ne sont pas établis dans les principes moraux spirituels *(yama niyama)*.

4. La science n'est pas l'ennemie de l'humanité, c'est l'ignorance *(avidyá)* qui l'est. Veillez avec la plus grande vigilance à ce que la connaissance scientifique soit réservée à ceux qui sont établis dans les principes moraux spirituels.

5. Les hypocrites sont : a) les menteurs, b) les ingrats envers leurs bienfaiteurs, c) ceux qui ne tiennent pas parole, d) les traîtres et e) ceux qui calomnient les gens dans leur dos.

Ceux qui, prônant l'universalisme, pensent en réalité en termes de classe/caste, de communauté, de région ou de nation sont aussi des hypocrites.

---

[1] Il est alors recommandé, pour éviter de fatiguer le corps, de préserver un intervalle de 3 jours sans jeûne entre les jeûnes, en décalant si nécessaire d'un jour l'une des dates, comme le permet la règle (voir p. 119). Cette recommandation, non écrite, est réputée venir de l'auteur. (ndé)

6. Vous pouvez trouver provisoirement un terrain d'entente avec un hypocrite mais ne lui pardonnez pas tant qu'il ne s'est pas corrigé. Le pardon immédiat est une faiblesse mentale qui entraîne un effet social pire.

7. Apportez votre soutien aux faibles et aux démunis de toutes les manières possibles.

8. Efforcez-vous toujours de préserver l'honneur des femmes, indépendamment de leur appartenance à telle ou telle caste ou religion.

9. Ne blessez personne dans ses croyances religieuses. Efforcez-vous d'éclairer votre interlocuteur progressivement de façon logique. En heurtant les croyances religieuses d'une personne, c'est l'Ánanda Márga que vous heurtez.

10. Les distinctions fondées sur la profession, la richesse et la naissance ont été fabriquées par l'homme. N'ayez aucune complaisance à leur égard. Ces distinctions de classes ne font que répercuter des intérêts particuliers.

11. Pour assurer la subsistance des professeurs spirituels *(ácáryas)*, soyez prêt à faire toutes sortes de sacrifice.

12. Celui qui ne vient pas spontanément au secours d'une personne en détresse ne mérite pas le nom d'être humain, il fait honte à l'Ánanda Márga.

13. Ne menacez en aucun cas l'unité des membres de l'Ánanda Márga *(ánanda márgiis)*. Préservez cette unité au péril même de votre vie.

14. Si un membre de l'Ánanda Márga s'emploie à faire du mal à un autre membre, il ou elle demeure sous la condamnation d'Ánandamúrti*jii* tant qu'il ne s'est pas amendé.

15. Menez, dans la mesure du possible, l'agriculture, les arts, le commerce et les autres activités de développement sur une base coopérative.

16. Les beaux-arts élèvent l'être humain au-delà des sens, c'est pourquoi, les pratiquants spirituels *(sádhakas)* doivent non pas les décourager mais au contraire les soutenir, directement ou indirectement.

17. Les artistes sont de grands bienfaiteurs de la société. Prenez par conséquent des mesures concrètes pour leur protection. Par exemple, avant de faire jouer une pièce de théâtre ou sa version traduite, donnez à son auteur suffisamment d'argent pour ses dépenses de la journée.

18. Si vous organisez une représentation théâtrale ou tout autre spectacle artistique payant, redistribuez, après déduction des charges, le solde aux artistes, moitié sur la base du travail, moitié sur celle du mérite.

19. Il faut excuser, dans la mesure du possible, les défauts et les fautes d'autrui. Néanmoins, si vous jugez antisociale la conduite d'une personne, efforcez-vous d'amener cette personne à un meilleur comportement en recourant, si besoin est, à des mesures sévères. Gardez à l'esprit qu'elle n'est pas votre ennemie, c'est son attitude qui est l'ennemie de notre société.

20. Il existe quatre dettes dont on ne peut pas s'acquitter : celle envers son père, celle envers sa mère, celle envers son professeur spirituel *(ácárya)* et celle envers le maître spirituel *(guru)* (dette envers Dieu).

a) La seule façon de servir son père après sa mort est d'aider tous les hommes de l'univers à progresser sur la voie du plus haut développement.

b) La seule façon de servir sa mère après sa mort est d'aider toutes les femmes de l'univers à évoluer sur la voie du plus haut développement.

c) Le meilleur service envers l'enseignant spirituel *(ácárya)* est d'œuvrer à son bien-être et à celui de sa famille et à leur être utile.

d) Le meilleur service envers le guide spirituel de la Voie *(márga guru)* est de travailler conformément à sa volonté.

Quels que soient les services rendus, on ne parviendra toutefois pas à s'acquitter de ces quatre dettes tant qu'on n'aura pas atteint au salut *(mokśa)*.

21. **Le service** *(sevá)* ou **aide humanitaire** *(nr yajiṇa)* est de quatre sortes : physique *(shúdrocita)*, économique *(vaeshyocita)*, de protection *(kśatriyocita)* et, pour finir, moral et spirituel *(viprocita)* :

- **l'aide physique** *(shúdrocita sevá)* : le soin et l'aide aux malades et aux nécessiteux, la conduite de funérailles[1], la participation à des programmes de développement, etc.

- **l'aide économique** *(vaeshyocita sevá)* : le soutien économique aux êtres vivants et la distribution de nourriture et d'eau.

- **l'aide par la protection** *(kśatriyocita sevá)* qui consiste à secourir une personne en détresse ou à forcer à l'aide de sa force, de ses aptitudes physiques et de son courage quelqu'un qui est sur le mauvais chemin à emprunter le droit chemin.

- **l'aide morale et spirituelle** *(viprocita sevá)* : aider la société humaine dans son développement mental et spirituel grâce à la science supérieure *(parájiṇána)*.

Ayez à l'esprit que les différentes aides ont la même valeur. Rendez le service approprié au moment voulu.

Les Écritures disent que les intellectuels *(vipras)* sont la tête de Dieu se manifestant *(Virátpuruśa[2])*, les guerriers *(kśatriyas)* ses bras, les hommes/femmes d'affaire *(vaeshyas)* son tronc, et les travailleurs manuels *(shúdras)* ses jambes. Ne pensez-vous pas que tous ont leur raison d'être ? La tête dirige les jambes et les jambes soutiennent la tête.

---

[1] Dans les pays où elles ne sont pas toujours conduites par des entreprises de pompes funèbres ; autrement l'aide sera une aide économique à cette fin. (ndt)
[2] « L'Être immense ». (ndt)

Le résultat du service moral et spirituel est durable, tandis que celui des autres est de courte durée. Dans certaines situations toutefois, l'aide par la protection, l'aide économique ou l'aide physique peuvent s'avérer l'unique moyen de rendre service, et le service moral et spirituel peut être totalement dénué de sens.

Tout comme Dieu *(Brahma)* est l'assise de tout être vivant *(jiiva)*, le travailleur physique *(shúdra)* est l'assise de la société. C'est pourquoi, pour celui qui n'arrive pas à être un bon travailleur physique, il est vide de sens de s'efforcer de devenir un guerrier, un homme ou femme d'affaire ou un intellectuel.

Un membre d'Ánanda Márga doit donc être tout à la fois intellectuel, guerrier, homme ou femme d'affaire et travailleur manuel.

**22. Les hommes et femmes d'affaires [et employés commerciaux]** :

a) Ne manipulez pas les situations pour forcer les gens à acheter vos produits.

b) Ne vendez pas de marchandises frelatées.

c) Si, dans une certaine branche, vous ne parvenez pas à faire d'affaires sans vendre de produits frelatés, arrêtez ce commerce et ne pardonnez pas à ceux qui se livrent à cette pratique tant qu'ils ne se sont pas amendés.

d) Rappelez-vous que vos plus belles possibilités [de service] sont dans l'aide économique.

e) Assurez-vous tout particulièrement que les entrepôts de la section « Aide aux désastres » de la Voie sont pourvus en stocks.

**23. Les employés des différentes institutions** :

a) Considérez-vous comme étant au service du public.

b) Ne vous laissez corrompre sous aucun prétexte, et n'essayez jamais de corrompre quelqu'un.

c) Tant qu'elle ne s'amende pas, ne pardonnez pas à une personne qui, manipulant une situation, vous pousse à corrompre quelqu'un ou à accepter un pot-de-vin.

d) Si, en considération du pouvoir de votre poste, quelqu'un vous offre un présent, considérez ce dernier comme un pot-de-vin.

**24. Les chefs de famille** :

a) Si quelqu'un vous offre quelque chose par estime (et non en considération du pouvoir de votre poste), acceptez-la et utilisez-la avec joie, indépendamment de son prix.

b) Coopérez à toutes les activités à caractère social, gouvernementales ou non.

c) N'essayez jamais de corrompre quelqu'un. Si une personne vous y pousse en manipulant une situation, ne lui pardonnez pas tant qu'elle ne s'est pas amendée.

d) À moins que celui-ci ne s'y oppose, réglez les honoraires légitimes du docteur.

**25. Les médecins** :

a) Faites passer le confort de vos patients avant votre propre confort.

b) Si un patient meurt, ne prenez pas d'honoraires pour cette consultation.

c) Si tous les enfants du défunt sont mineurs, renoncez au paiement des arriérés d'honoraires.

d) N'utilisez pas de médicament frelaté. Même si vous trouvez difficile d'exercer votre profession sans utiliser ce produit, stoppez l'achat et la vente de ce médicament. Par ailleurs, ne pardonnez pas aux falsificateurs de ce médicament tant qu'ils n'ont pas fait amende honorable.

**26. Ceux qui œuvrent dans la politique** :

a) Ne vous laissez pas tromper par de grands discours.

b) N'entretenez pas de rapports avec un parti dont la politique est opposée aux principes de la Voie *(Márga)*.

c) Efforcez-vous de changer l'action d'un parti dont les principes coïncident avec ceux de la Voie mais dont l'action va dans le sens contraire.

d) Ne donnez pas à des personnes non établies dans les principes moraux spirituels *(yama-niyama)* la possibilité de devenir dirigeants.

e) La politique offre aux égoïstes et aux hypocrites un terrain propice à la réalisation de leurs buts égoïstes. C'est pourquoi, soyez très prudents, et gardez les yeux grands ouverts lorsque vous vous engagez en politique.

### 27. **L'électorat** :

a) Ne vous laissez pas tromper par de grands discours. Jugez le mérite au travail effectué.

b) Souvenez-vous que quel que soit le poste qu'on occupe, il y a matière à œuvrer.

c) Ne donnez pas à une personne dont la moralité est contraire aux principes moraux spirituels la possibilité de devenir représentant.

d) Seules des personnes établies dans les principes moraux spirituels méritent votre soutien ; au cas où il y aurait plusieurs candidats répondant à ce critère, choisissez le meilleur travailleur.

Plutôt que de soutenir une personne indigne, il est préférable de s'abstenir, car investir une telle personne d'un pouvoir revient à pousser sciemment et délibérément la société vers la destruction.

### 28. **Les étapes de la sanction corrective** *(shásti)* :

a) Dans un premier temps, efforcez-vous de ramener le coupable à la raison par de douces paroles.

b) Deuxièmement, adoptez une attitude ferme.

c) Troisièmement, informez-le, ou la, de la sanction qu'il encourt pour son infraction.

d) Quatrièmement, appliquez la sanction.

29. **Les niveaux de crime/faute** :

a) Les activités contre la Voie *(Márga)*, la tromperie, le vol et la persécution des femmes [ou des enfants] sont des fautes des plus graves. Il faut considérer ces malfaiteurs comme des criminels/*mahápátakiis[1]*, et prendre à leur encontre des mesures sévères dès le début [de leur activité].

b) N'employez pas d'armes face à des malfaiteurs qui ne sont pas des *mahápátakiis* s'ils ne sont pas munis d'arme. Si le malfaiteur est seul, ne l'attaquez pas par plus d'une personne armée. S'il implore votre clémence, ne le frappez pas, que vous lui pardonniez ou non. Ne l'attaquez pas par derrière. Ne prenez pas de mesure sévère à l'égard de personnes âgées ou d'enfants.

30. **La spiritualité/la moralité** *(dharma)* concerne tous les domaines de la vie individuelle comme collective. Ceux qui pensent que la spiritualité/la moralité est une pratique ou une affaire strictement personnelle ont tort. De plus, leur conception erronée entrave le progrès collectif.

31. **Soyez serviable et tolérant** :

a) Coopérez avec tous dans le domaine de l'humanitaire.

b) Propagez l'idéologie de l'Ánanda Márga sans pour autant dénigrer les autres par intolérance.

---

[1] Ceux dont la faute est un *mahápátaka,* qui est une mauvaise action *(pátaka)* que non seulement on ne peut réparer (tel l'*atipátaka*), mais qui en plus s'autoentretient (ses conséquences négatives se perpétuent). L'auteur donne ailleurs l'exemple d'un homme d'affaires corrompu qui découvre un nouveau moyen de frelatage, par exemple comment frelater du [poivre noir] par des graines de papayes. Il invente ainsi un nouveau moyen de frauder que d'autres hommes d'affaires apprendront de lui. Ses conséquences seront donc récurrentes. C'est cela un *mahápátaka*. (ndt)

c) Efforcez-vous de fournir des moyens d'existence alternatifs aux religieux, qu'ils soient ou non apparentés à l'Ánanda Márga, si la propagation de l'idéologie de l'Ánanda Márga les met en difficulté financière.

32. Personne n'est le serviteur de quiconque dans l'Ánanda Márga. Employez donc des termes comme « assistant agricole » ou encore « aide familiale » selon la nature du travail. Prenez soin de vos assistants/aides comme s'il s'agissait de vos propres enfants et soyez attentifs à leur développement intégral. Fixez l'heure de leur méditation spirituelle *(lishvara prańidhána)* et aidez-les à acquérir un statut social. Ne soyez jamais une entrave à leur progrès.

33. Soyez un exemple de virilité en épousant une femme marginalisée. Empêchez-la de mener une vie manquant de respectabilité.

34. La signification du mantra *Sam gacchadhvam* [« Allons ensemble »][1] doit s'exprimer dans votre vie. Restez toujours unis. Résolvez tous les problèmes, grands ou petits, en étant unis. Considérez les malheurs de l'un comme les malheurs de tous, la blessure de l'un comme la blessure de tous.

35. Vous pouvez participer à toutes sortes de cérémonies innocentes. Ne prenez toutefois pas part aux cérémonies de ceux qui s'adonnent à l'idolâtrie au nom d'un culte rendu à Dieu, n'encouragez pas leur philosophie [défectueuse].

36. Si, pour un mariage, une **dot** est réclamée pour la mariée ou le marié, vous pouvez participer aux préparatifs si nécessaire et, si vous le souhaitez, offrir un présent, mais vous ne devez pas vous joindre au repas.

### 37. **La nourriture :**

Elle est amicale *(priityanna)* si quelqu'un, mû par une réelle affection, vous offre à manger. Prenez alors cette nourri-

---

[1] Voir p. 24 ou p. 177. (ndt)

ture avec joie, même s'il ne s'agit que d'un plat de céréales et de légumes. Par contre, si l'on vous invite pour impressionner la galerie, déclinez cette invitation.

Toutefois, en cas de famine, lorsque le manque de nourriture *(ápadanna)* et d'eau est tel que cela menace votre existence, vous n'avez pas à prendre en compte les possibles interdits frappant la nourriture ou l'intention de la personne qui l'offre.

La nourriture offerte aux mânes lors de cérémonies en mémoire *(shráddhánna)* n'étant ni amicale, ni de famine, vous ne devez pas la consommer.

38. L'habitude de **parier** est extrêmement indésirable. Vous ne devez pas participer aux loteries et aux jeux d'argent.

39. Les **préalables à la sanction** corrective *(shásti)* :

a) Avant de punir quelqu'un, demandez-vous si vous l'aimez ou non. Vous n'avez, en effet, pas le droit moral de punir quelqu'un que vous n'aimez pas.

b) Le but des punitions est de corriger, non de faire souffrir.

c) Le châtiment ne doit pas dépasser en importance l'amour porté [à la personne].

d) Si une personne innocente est peinée par un de vos actes, demandez-lui sincèrement pardon, qu'elle soit votre subalterne ou votre supérieur. Cela ne fera que rehausser votre prestige.

40. Efforcez-vous de prendre les conseils de tous, mais ne retenez que le meilleur. Celui dont on n'a pas retenu la suggestion ne doit cependant pas se sentir insignifiant à vos yeux ni aux yeux de la société ou de l'organisation.

41. Ne jugez pas hâtivement du caractère bon ou mauvais d'une personne et n'exprimez pas non plus hâtivement votre

opinion. Même une petite erreur dans votre jugement ou votre avis peut nuire à la collectivité.

42. Souvenez-vous que c'est une relation d'amour et non de peur que vous entretenez avec tous. Ceux qui vous aiment reconnaîtront certainement vos mérites.

43. Ne faites aucun mal aux personnes honnêtes même de la manière la plus légère.

Jamalpur, 1956

## 4. Divers

1) Tous doivent occuper une place équivalente lors des réunions spirituelles *(dharmacakra)* ou des repas.

2) Avant d'abattre des animaux pour les manger, demandez-vous cent fois si vous pouvez rester en vie sans les tuer.

3) On peut conquérir un pays par la force des armes, mais pas l'esprit. Ceux qui ont recours à l'ascèse spirituelle *(sádhaná)* pour conquérir l'esprit sont d'authentiques soldats. Le but des pratiquants de l'Ánanda Márga *(ánanda margiis)* est de conquérir l'Esprit universel. Pour y arriver, il leur faut acquérir les qualités des soldats. Ils doivent en particulier veiller avec une grande vigilance à préserver l'unité et l'ordre. Ne permettez pas que des discriminations apparaissent entre les membres de l'Ánanda Márga *(ánanda margiis)*. Préservez l'unité au péril même de votre vie. Ne permettez, en aucune circonstance, à l'intérêt privé de faire obstacle à l'intérêt collectif.

4) Ne permettez pas le gaspillage des richesses de ce monde. En particulier, prenez des mesures pour prévenir le gaspillage de nourriture, de carburant et d'eau.

5) La force activante[1] (neutre) *(rájasika)* est cent mille fois

---

[1] Qui sous-tend l'action lorsque l'on agit ni spécialement en bien ni en mal. (ndt)

plus puissante que la force statique/obscure *(támasika)*[1]. Quant à la force consciente/vertueuse *(sáttvika)*, elle est cent mille fois plus puissante que la force activante. Ne craignez donc aucune force dans ce monde.

6) Rappelez-vous que tant qu'il y a des gens dans l'univers qui n'acceptent pas l'idéal universel de l'Ánanda Márga, vous n'avez aucune perspective de repos.

7) Conservez soigneusement toute propriété dont on vous confie la garde et efforcez-vous constamment de la rendre à son propriétaire légitime.

8) Devant une propriété non réclamée/un objet trouvé, cherchez son propriétaire légitime et restituez-la-lui sans accepter de récompense. Pour accomplir cette tâche, vous pouvez demander l'aide des autorités gouvernementales là où c'est possible. Si le propriétaire reste introuvable, confiez la propriété à l'État ou donnez-la à une institution à caractère social. Si elle risque de se détériorer ou de se détruire, vendez-la en présence de cinq personnes (dont un enseignant spirituel *(ácárya)*) et disposez de l'argent de la manière mentionnée ci-dessus.

9) Soyez toujours prêts à servir la Voie *(Márga)*. Quand il s'agit de l'idéal de la Voie, ne vous ménagez pas, même au prix de votre vie. Ayez à l'esprit que quand on sacrifie sa vie à un grand idéal, le salut *(mokśa)* est inévitable. C'est ainsi qu'est récompensée la mort dans la bataille pour la justice et la vertu *(dharma)*.

10) Mettre en pratique une leçon vaut mieux que d'en écouter de nombreuses. Efforcez-vous de mettre en action chaque leçon de votre vie.

Jamalpur, 1956

---

[1] Qui sous-tend toute mauvaise action. (ndt)

## Les Quinze Vertus *(Shiilas)*

1. Pardonner.
2. Être magnanime, large d'esprit.
3. Dominer son comportement et son humeur.
4. Être prêt à tout sacrifier de sa vie personnelle
   pour son idéal spirituel.
5. Avoir de la retenue dans tous les domaines.
6. Garder une attitude douce et souriante.
7. Faire preuve de courage moral.
8. Donner l'exemple par sa conduite avant
   de demander à autrui la même chose.
9. Ne pas critiquer ni condamner à priori, ni calomnier.
10. Suivre strictement les principes moraux spirituels
    *(yama niyama)*.
11. Reconnaître immédiatement ses erreurs et endurer
    une punition en vue de s'en défaire.
12. Ni haine, ni colère, ni suffisance,
    même envers une personne adverse.
13. Pas de bavardages.
14. Être discipliné.
15. Faire preuve du sens des responsabilités.

Jamalpur, 1975 environ

## Les Règles de conduite du pratiquant *(sádhaka)*

**1.** Respecter les Quinze Vertus [ou Règles morales] *(Shiilas)* dans sa vie quotidienne.

**2.** Suivre les directives relatives aux aspects physiques, mentaux, spirituels et sociaux de la vie données dans les trois tomes de ce *Manuel pratique (Caryácarya)*.

**3.** Attacher une importance particulière à garder une foi indéfectible quant à la sainteté de son *desideratum* spirituel *(iśta)*, de son idéologie *(ádarsha)*, du commandement suprême et de ces règles de conduite.

**4.** Suivre scrupuleusement les Seize Points[1].

– Il y a, de plus, des règles propres aux professeurs spirituels *(ácáryas)* chargés de famille, aux moines[2], aux engagés semi-laïques à plein temps[3], à mi-temps, aux formateurs spirituels *táttvikas*, aux professeurs spirituels *(ácáryas)*, et aux moines confirmés[4] *(avadhútas)*. –

Patna, 1975 environ

## **Les Seize Points** [physiques, moraux et spirituels]

**1.** Se rincer après la miction et la selle.

**2.** Pour les hommes : soit être circoncis,
soit maintenir le prépuce retroussé.

**3.** Ne pas se couper les poils des aisselles et du pubis[5].

**4.** Pour les hommes : porter le slip yoguique *(laungotá)*[6].

---

[1] Voir titre suivant. (ndt)
[2] *Whole-timers.* (ndt)
[3] *LFT (local full-timer).* (ndt)
[4] Ayant prononcé leurs vœux perpétuels. (ndt)
[5] Ces poils sont nécessaires au rafraichissement du corps. (ndt)
[6] Un slip à taille haute à très fort maintien. (ndt)

**5.** Faire le demi-bain[1] comme prescrit (p. 115 ou p. 87).

**6.** Se laver (bain ou douche) [quotidiennement]
   selon les recommandations (p. 111).

**7.** Ne consommer que des aliments bons
   pour le corps et l'esprit *(sáttvika)* (p. 116).

**8.** Observer le jeûne comme prescrit (p. 118).

**9.** Être régulier dans sa pratique spirituelle (p. 17 et 81).

**10-13.** Foi entière et inébranlable quant à la sainteté ou le caractère sacré

  **10.** de son *desideratum* spirituel *(iśťa)*.

  **11.** de l'idéal spirituel *(ádarsha)*.

  **12.** des règles de conduite (p. 101).

  **13.** du commandement suprême (p. 7).

**14.** Avoir toujours à l'esprit[2] la teneur de ses promesses[3].

**15.** Considérer sa participation régulière à la réunion hebdomadaire de méditation *(dharmacakra)* au centre de méditation[4] local comme obligatoire.

**16.** Suivre les RC.S.T.K.[5]
   (**R**ègles de **C**onduite, **S**éminaire, **T**âche, *Kiirtana*[6]).

Patna, 1975 environ

---

[1] *(Vyápaka shaoca).*

[2] Et notamment se les remémorer chaque matin, au réveil. (ndé)

[3] Les engagements moraux que prend l'initié lors de l'initiation à la pratique de la méditation. (ndt)

[4] *(Jágrti).*

[5] C'est-à-dire : suivre les règles du pratiquant (p. 101), participer à des séminai-res, se charger d'une tâche au sein des activités de la mission et pratiquer le *kiirtana*. Les Seize Points sont une pratique essentielle de tout membre de l'Ánanda Márga. *Les Seize Points : les pratiques de l'Ánanda Márga pour le développement intégral*, éditions Ánanda Márga, en présente une explication argumentée, favorisant la pratique. (ndt)

[6] Le *kiirtana* est un chant (et danse) méditatif (voir p. 188). (ndt)

## Les règles de politesse, de bonne éducation et autres règles

1. Remercier quand on vous rend service (dire « Merci »).

2. Répondre promptement aux salutations *(namaskár)* de la même manière [(répondre « bonjour », « au-revoir », etc.)].

3. Recevoir ou offrir toutes choses de la main droite, en touchant le coude droit avec la main gauche.

4. Si une personne respectable qui est son ainée se présente devant soi, se lever de son siège en signe de respect.

5. Toujours parler avec respect d'une personne absente.

6. Quand on bâille, se couvrir la bouche, et faire un léger claquement de doigts [pour détourner l'attention].

7. Au moment d'éternuer, se couvrir la bouche et le nez de son mouchoir ou de ses mains, et au moment de tousser se couvrir la bouche. (Puis lavez-vous les mains)

8. Après s'être nettoyé le conduit nasal ou s'être mouché [ou avoir éternué ou toussé], se laver les mains. Également, en servant à table ou en distribuant de la nourriture, si l'on éternue ou que l'on tousse (l'on utilisera alors sa main ou son mouchoir [pour ne pas propager les germes autour de soi]), se laver immédiatement les mains.

9. Après être allé à la selle et s'être rincé, se laver les mains au savon mais frotter d'abord le savon de la main droite, puis nettoyer la gauche avec la droite[1].

10. Avant d'aborder une personne engagée dans une conversation, en demander la permission (dire : « Excusez-moi » ou « Je peux vous interrompre s'il vous plaît ? »).

11. Ne pas engager de conversation privée (ou ayant trait à l'organisation) dans les trains, les bus et autres moyens de transport en commun.

---

[1] La main gauche sert au rinçage. (ndt)

12. Ne pas prendre quelque chose qui appartient à quelqu'un d'autre sans sa permission.

13. Ne pas utiliser les affaires personnelles d'autrui.

14. En parlant, n'attaquer personne par des paroles dures et aggressives ; dire ce que l'on a à dire de façon indirecte.

15. Ne pas critiquer les fautes et les défauts d'autrui.

16. Pour s'entretenir avec un employé d'une administration, prendre préalablement rendez-vous, envoyer sa carte ou obtenir un accord verbal.

17. Ne pas lire les lettres personnelles d'autrui.

18. Au cours d'une conversation, donner à autrui la chance d'exprimer son point de vue.

19. Quand on écoute quelqu'un, faire un léger son de temps en temps pour indiquer qu'on écoute attentivement.

20. En parlant à quelqu'un, ne pas tourner les yeux ou la tête dans une autre direction.

21. Ne pas s'asseoir et mettre les pieds sur le bureau, encore moins les remuer bêtement.

22. Si quelqu'un que l'on va voir écrit, ne pas regarder ce qu'il écrit.

23. Ne pas se mettre tout le temps les doigts dans la bouche et ne pas se ronger les ongles.

24. Dans la conversation, si l'on ne comprend pas quelque chose, dire aimablement : « comment ? », « pardon ? » ou « excusez-moi ? »

25. Quand quelqu'un s'inquiète de votre santé et de votre bien-être, le remercier cordialement.

26. Ne pas rendre visite ou téléphoner à quelqu'un après 21 heures.

27. Si l'on doit dire quelque chose de négatif à quelqu'un, dire « Excusez-moi » avant.

28. Se laver les mains et les pieds[1] avant de manger.

29. Si l'on veut consommer du miel, le prendre avec de l'eau.

30. Ne pas rester debout à parler à quelqu'un qui est en train de manger.

31. Ne pas éternuer et ne pas tousser à table [sortir de table s'il le faut, puis se laver les mains].

32. Ne pas passer une assiette ou un plat à quelqu'un avec la main gauche.

33. Ne pas prendre sa douche debout et ne pas boire non plus debout.

34. Ne pas uriner et ne pas aller à la selle debout.

35. Lorsque la narine gauche *(idá nádii)* est active[2], prendre plutôt des aliments liquides, et lorsque la narine droite *(piuṇgalá)* est prédominante plutôt des aliments solides[3].

36. Quand la narine gauche fonctionne en prédominance, utiliser plutôt ce moment pour la pratique spirituelle *(sádhaná)*[4].

37. Toujours offrir un verre par sa partie inférieure.

38. Quand on sert de l'eau à quelqu'un, prendre un verre propre ou laver le verre, le remplir d'eau et l'offrir.

39. Si au moment de manger l'on sue abondamment s'essuyer avec son mouchoir.

Patna, 1978

---

[1] Dans les pays tropicaux où l'on va en nu-pieds et où l'on mange assis par terre, le repas au niveau du sol, il est souhaitable de se laver aussi les pieds avant de manger. La pratique du demi-bain (p. 115 ou 87) favorise également la digestion. (ndt)

[2] C'est-à-dire quand le flot principal du souffle passe par la narine gauche. (ndt)

[3] Explication note 1 p. 115 (tome 3). (ndt)

[4] Explication note 2 p. 131 (tome 3). (ndt)

## Conseil final

À l'aide des vibrations créées pour l'éternité par *Shrii shrii* Ánandamúrti*jii* au moyen de ses mudrâs *jánusparsha* et *varábhaya*[1], avancez et faites avancer l'univers entier sur le chemin du bien général.

*Oṁ shánti !* [« Que la Paix de Dieu vous accompagne ! »]

Jamalpur, 1956

Cela clôt le tome 2 de l'*Ánanda Márga Caryácarya*

---

[1] Expliqués notes 1 et 2 p. 75 (tome 1). (ndt)

*Ánanda Márga Caryácarya*
*tome 3*

# Les postures et autres pratiques physiques et physico-psychiques

# Préface de l'auteur

Ce tome traite des règles de santé indispensables à tout progrès dans la pratique *(sádhaná)* mentale et spirituelle.

1965

# Sommaire

## 1. Le bain et la salutation aux ancêtres *(pitr yajina)*

Commencer par se mouiller le nombril. Verser ensuite de l'eau sous le nombril, puis dans le dos au même niveau. Mouiller maintenant la nuque de sorte que l'eau coule le long de la colonne vertébrale, puis se doucher complètement.

S'il s'agit d'un bain, commencer par se mouiller à partir du nombril devant puis derrière, comme indiqué ci-dessus. Entrer ensuite complètement dans le bain.

Le bain [ou la douche] terminé, avant de se sécher, réciter le *mantra* suivant en effectuant les gestes idéatifs *(mudrás)* indiqués [(suivre l'illustration page suivante)] le regard tourné vers un objet lumineux.

**Pitr-puruśebhyo namah.**

    *[Salutation ô pères et mères de l'humanité !*

**Rśi-devebhyo namah.**

    *Salutation ô sages et inventeurs !*

**Brahmárpańam,**

    *Cette oblation est Dieu,*

**Brahma havir,**

    *Ce qui est offert est Dieu,*

**Brahmágnao,**

    *Et est porté à Dieu par Dieu*

**Brahmańá hutam.**

    *qui effectue lui-même l'offrande.*

**Brahmaeva tena gantavyam,**

    *Il atteint à Dieu celui qui*

**Brahma-karma-samádhiná.**

    *s'absorbe ainsi en Lui dans l'action.]*[1]

---

[1] Les deux premières lignes exceptées, ce *mantra* est présent dans la *Bhagavad Giitá, IV, 24.* (ndt)

Réciter tout le *mantra* avec les postures idéatives *(mudrás)* [assorties]. Recommencer deux fois, soit trois fois en tout.

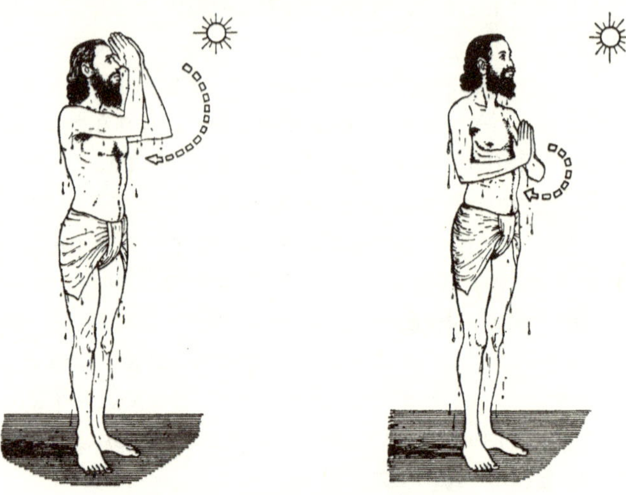

**1.    1-2. *Pitr-puruśebhyo namah,*   2.**
*Salut, ô pères et mères de l'humanité !*

**1-2 bis. *Rśi-devebhyo namah.*** *Salut, ô sages et inventeurs !* →

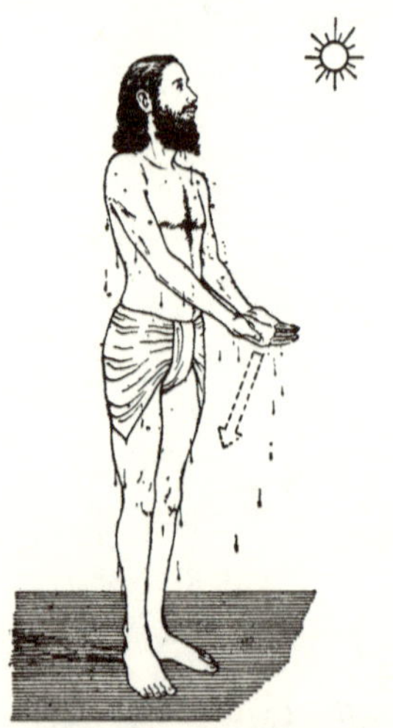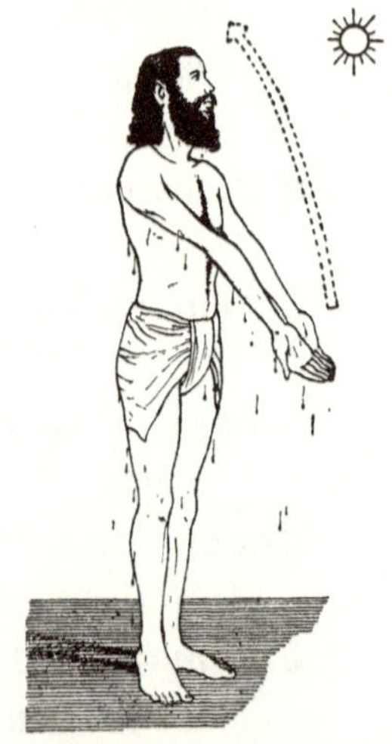

**5. *Brahmágnao***          **6. *Brahmańá hutam***
*et est porté à Dieu par Dieu qui effectue lui-même l'offrande.*

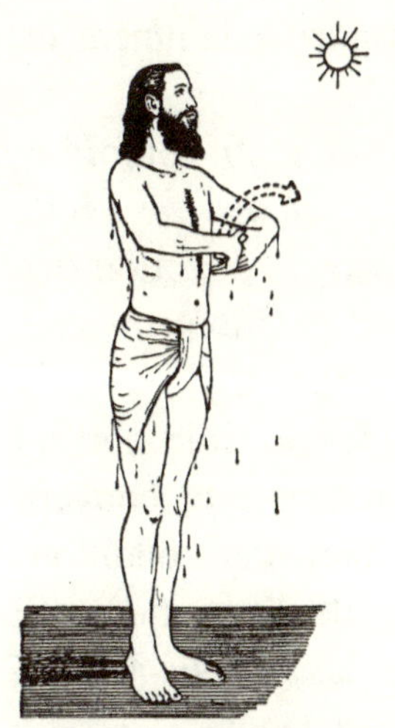

**3. *Brahmárpańam*,**
*Cette oblation est Dieu,*

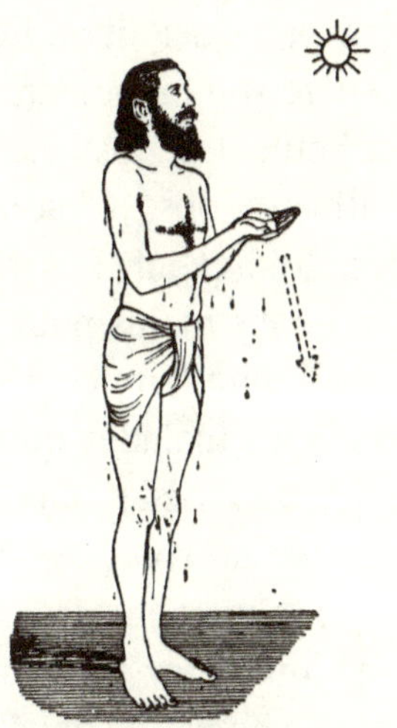

**4. *Brahma havir*,**
*Ce qui est offert est Dieu*

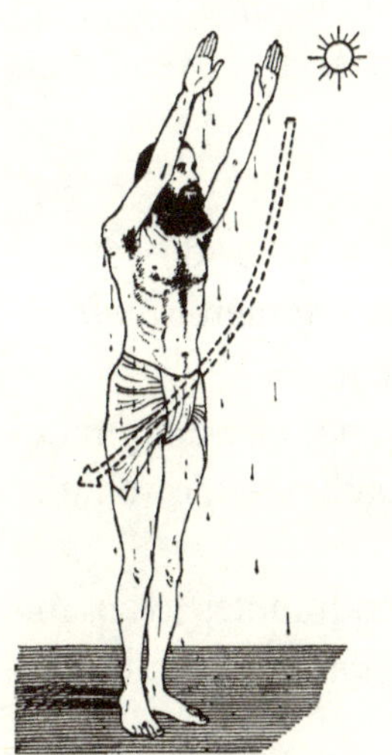

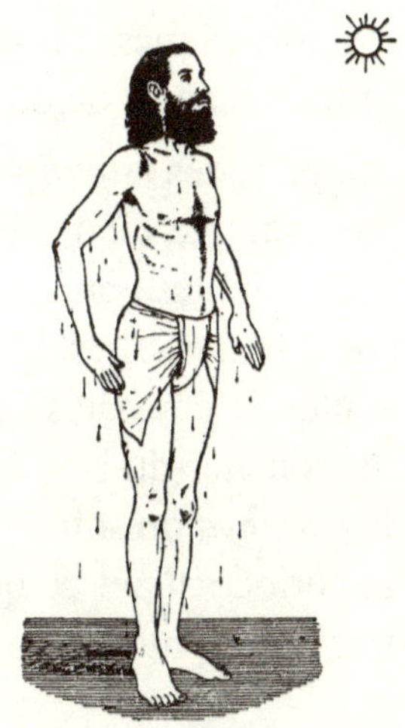

**7. *Brahmaeva tena gantavyam* 8. *Brahma-karma-samádhiná*.**
*J'atteins à Dieu en m'absorbant ainsi en lui dans l'action.*

Se remémorer ainsi les sages *(rśis)* et les ancêtres de l'humanité est « l'hommage aux « pères » » *(pitr-yajiṇa)*. Cet hommage doit se pratiquer quotidiennement (indépendamment du fait que son père soit ou non en vie).

L'on effectue les postures idéatives *(mudrás)* conformément aux illustrations. Chaque partie du *mantra* se récite comme elles l'indiquent. Les flèches donnent la direction que doivent prendre les mains pour atteindre à la position suivante. Notez bien qu'il faut faire cela à la sortie du bain.

Les personnes malades qui sont sensibles au froid doivent se baigner à l'eau tiède[1] dans un endroit fermé et couvert. L'eau réchauffée au soleil est bien aussi. Dans des conditions climatiques extrêmement froides, utilisez de l'eau tiède. Si vous ne vous immergez pas complètement, lavez-vous assis, il est préférable de ne pas se doucher ni se laver debout.

On ne se baignera jamais à minuit ou autour de minuit. Chacun prendra son bain ou sa douche dans l'une des trois autres périodes *(sandhyá)* [voir ci-dessous]. Selon sa santé et les conditions climatiques, on peut se baigner à nouveau dans une des périodes restantes ou dans les deux.

Les quatre périodes *(sandhyá)* sont :

1. L'aube : de quarante-cinq minutes avant le lever du soleil à quarante-cinq minutes après. L'aube est la première *sandhyá*.
2. Le midi : de 9 h[2] à midi est la *sandhyá* de midi.
3. Le crépuscule : la période s'étendant de quarante-cinq minutes avant le coucher du soleil jusqu'à quarante-cinq minutes après est la *sandhyá* du soir.
4. Minuit : la période allant de quarante-cinq minutes avant minuit à quarante-cinq minutes après est la *sandhyá* de minuit.

---

[1] La température de l'eau doit toujours être inférieure à la température du corps.
[2] Cette période est celle indiquée dans le texte bengali, soit, rapportée au soleil, en 2019 en France, en été de 11h30 à 14h30, et en hiver de 10h30 à 13h30. (ndt)

## 2. Comment s'alimenter

### Prendre son repas

Avant de manger, [se laver les mains et] faire un soigneux **demi-bain** *(vyápaka shaoca)* à l'eau fraiche. Dans un climat extrêmement froid, utiliser de l'eau tiède. La méthode consiste à se passer de l'eau sur les avant-bras [du coude à la main], le visage, les jambes [c'est-à-dire des genoux aux pieds], le cou, [les oreilles] et les organes génitaux. Puis, les yeux grands ouverts, s'asperger doucement les yeux, au minimum douze fois, avec une gorgée d'eau dans la bouche. [Enfin, si l'on a l'estomac vide, se rincer le nez en aspirant de l'eau *(násápána)*.]

Avant de se mettre à table, inviter quiconque présent autour de soi et partager son repas. Si les personnes présentes déclinent l'offre, s'enquérir si elles ont de quoi manger avec elles en quantité suffisante.

Au moment de manger, s'asseoir confortablement. Il est mieux de manger en compagnie que de manger seul. Ne pas se mettre à manger si l'on est d'humeur coléreuse ou dans un mauvais état d'esprit.

Si plusieurs personnes sont en train de manger de la même assiette, s'assurer qu'aucune personne malade n'y prend part. Sinon les personnes saines pourraient être infectées. Il n'y a cependant pas de mal à manger de la même assiette si aucun des participants n'a de maladie contagieuse. C'est même une scène qui réchauffe le cœur.

Il est bon de manger quand la respiration se fait principalement par la narine droite[1]. Il est souhaitable que cela continue

---

[1] Ainsi dit la science du *svara-yoga :* lorsque le flot principal du souffle passe par la narine droite (stimulant ainsi le *piuṇgalá nádii* (le « canal » solaire)), le moment est favorable aux activités purement physiques. Explications dans la note 2 p. 131. (ndt)

quelque temps après le repas, parce que c'est le moment où les glandes digestives sécrètent les sucs qui vont permettre la digestion. Manger quand on n'a pas faim ou seulement à moitié faim est très dommageable pour la santé. Il en va de même de consommer des aliments riches des journées entières, de faire des excès de nourriture succulente et somptueuse par gourmandise, de ne pas se reposer après le repas avant de courir au bureau ou de se remplir l'estomac de nourriture. Toutes ces habitudes sont mauvaises pour la santé.

Pour une bonne digestion, se remplir à moitié l'estomac de nourriture, d'un quart d'eau et conserver un quart d'air.

Après le dîner, faire une courte promenade. C'est particulièrement salutaire.

## Les aliments

En tout objet de l'univers, domine l'un des trois attributs : conscient *(sattva)*, actif *(rajah)* ou statique *(tamah)*. La nourriture se divise ainsi également en ces trois catégories :

1) **Les aliments purs ou conscients** *(sáttvika)*, englobant :
- toutes les céréales de base comme le riz, le blé, l'orge, etc.

- tous les légumes secs à l'exception du *masúr* [une lentille dont la chair est de couleur orange] et du *khesári* [les pois de la gesse cultivée[1] *(Lathyrus sativus* L., etc.)]

- tous les fruits et racines et tous les types de légumes (à part les carottes violettes, les aubergines blanches, les oignons, l'ail et les champignons [qui sont à bannir]) et tous les légumes verts à feuilles sauf la baselle rouge *(Basella rubra* L.) et la moutarde.

---

[1] Ces pois (de la famille des pois de senteur) sont neurotoxiques, entraînant le lathyrisme (une paralysie spasmodique), et sont aussi appelés gesse commune ou pois carré, lentilles d'Espagne, etc. ; il y a aussi la gessette ou jarosse *(Lathyrus cicera)*, etc. (ndt)

- le lait et les produits laitiers.

- toutes les variétés d'épices excepté le *garam masalá*[1].

Le régime pur, ou conscient, *(sáttvika)* est requis pour ceux qui pratiquent les postures de yoga *(ásanas)*. Ceux qui ont du mal à renoncer aux aliments activants *(rájasika)* du jour au lendemain peuvent consommer un morceau de myrobolan chébule *(hariitakii)*[2] après les repas.

Ceux qui ont une alimentation consciente *(sáttvika)* doivent éviter la moutarde et les produits à base de moutarde en grande quantité. Les consommateurs d'aliments activants doivent progressivement passer à une nourriture pure *(sáttvika)*, et ceux qui consomment de la nourriture statique *(támasika)* s'efforcer de renoncer à ce régime alimentaire dès que possible.

Pour les moines *(avadhútas)* et moniales *(avadhútikás)* de l'Ánanda Márga, il n'y a qu'un type de nourriture, la nourriture consciente *(sáttvika)*.

Tous les aliments qui sont bénéfiques à la fois pour le corps et l'esprit sont considérés comme « conscients ».

2) **Les aliments activants** *(rájasika)* : tous les aliments bénéfiques pour le corps mais neutres pour l'esprit, ou vice versa, sont « activants » *(rájasika)*. Les aliments qui n'entrent ni dans la catégorie consciente ni dans la catégorie statique *(támasika)* sont de nature activante.

Dans certains pays, lorsqu'il y a de fortes chutes de neiges, la nourriture activante peut être requalifiée de consciente et la nourriture statique d'activante.

---

[1] Un riche mélange d'épices torréfiées à base de cardamones, clous de girofle et cannelle. L'auteur suggère ailleurs que la cannelle, dans la mesure où même si elle favorise la digestion, elle n'est elle-même pas digérée, serait « statique » en tant que nourriture. Il la recommande toutefois, mais en tant que remède, dans son livre *Se soigner par le yoga, l'hygiène de vie et les remèdes naturels*. (ndt)

[2] Une « prune » détoxifiante et légèrement laxative : *Terminalia chebula* Retz., panacée de l'âyurvéda et de la médecine tibétaine. (ndt)

3) **Les aliments statiques** *(támasika)* : tous les aliments qui nuisent soit au corps, soit à l'esprit, soit aux deux à la fois, sont « statiques ».

Tout aliment qui n'est plus frais, qui est pourri ou gâté, la chair de grands animaux comme les vaches et les buffles, ainsi que l'alcool et les stupéfiants, quels qu'ils soient, entrent dans la catégorie statique.

De petites quantités de thé, de cacao et de toute autre boisson qui ne fait pas perdre tous ses sens à son consommateur sont dans la catégorie activante *(rájasika)*.

Le plat de lentilles *masúr* [lentilles qui décortiquées sont de couleur corail] cuit pour un repas devient statique le repas suivant. Le lait d'une vache qui vient de mettre bas, les aubergines blanches, les graines de gesse cultivée[1] *(khesárii)*, les feuilles de baselle rouge ou de moutarde sont statiques.

### La consommation de viande

Les personnes qui ont un fort désir de manger de la viande et celles qui mangent de la viande par nécessité ne devront consommer que de la viande d'animal mâle ou castré. Nul ne devrait se nourrir sciemment de viande d'animaux femelles. On ne doit même pas manger de volailles domestiques femelles.

Ne tuez pas les poissons qui font moins d'un quart de leur taille adulte. Ne tuez pas non plus de poissons en bas âge ou en gestation. Par exemple, les femelles de l'alose de l'océan Indien (le poisson *hilsá*) sont actuellement généralement en gestation de la fête de l'automne à la fête du printemps[2].

Jamalpur, 1956

---

[1] Voir note 1 p. 116

[2] Du début du mois lunaire de septembre-octobre (cf. p. 41) à la pleine lune de février-mars *(phálguna)*.

## 3. Le jeûne

Jeûner volontairement certains jours particuliers se dit « *upavása* ». La signification étymologique du mot « *upavása* » est de rester à proximité de Dieu *(Iishvara)* ; autrement dit de rester absorbé dans la pensée de Dieu. Ceux initiés à la méditation d'abandon en Dieu *(Iishvara prańidhána)* de l'Ánanda Márga jeûneront tous les onzièmes jours lunaires *(ekádashii)*[1] qui suivent la nouvelle ou la pleine lune. Les moines et ceux ayant fait vœu de renoncement *(sannyásiis* et *tyágavratiis)* doivent jeûner en outre les jours de pleine lune *(púrńimá)* et de nouvelle lune *(amávasyá)*.

Ces jours de jeûne, il ne faut rien manger ni boire[2], du lever du soleil au lever du soleil du lendemain. Si pour des raisons indépendantes de sa volonté, quelqu'un ne peut pas jeûner le jour indiqué, il doit jeûner, soit le jour précédent, soit le jour suivant. Lorsqu'on est malade, il n'est pas obligatoire de jeûner mais il faut, dans ce cas, en obtenir l'autorisation écrite du secrétaire pour la propagation de la Foi *(Dharma pracaráka)* de l'organisation *(Samgha)*.

À la nouvelle lune, à la pleine lune et à leurs alentours, on peut remarquer l'ascension des éléments gazeux et aqueux du corps vers la tête et la poitrine, ce qui génère une sensation d'inconfort. Si l'on ne mange pas durant ces périodes, ces éléments sont repoussés des parties hautes du corps vers les parties basses, soulageant ainsi la sensation d'inconfort.

La nourriture que nous mangeons se convertit, par un processus de transformation, en son essence ultime : le *shukra*[3]. Le *shukra* nourrit le cerveau, et c'est à partir de lui qu'est produit le substrat mental sur lequel s'appuie le psychisme de l'être

---

[1] Sera choisi le jour solaire comprenant le plus d'heures du jour lunaire en question. (ndt)

[2] Sauf dans certaines affections : voir la note 1 p. 87 et à « jeûne » p. 187. (ndt)

[3] Voir page suivante. (ndt)

vivant [pour exister]. Si l'on jeûne selon ces règles, aucun excès de *shukra* ne peut exciter les penchants *(vrttis)* inférieurs et l'esprit se tourne alors vers les penchants élevés. Le jeûne permet, en outre, la destruction et l'évacuation des déchets toxiques et inutilisables du corps et même plus, l'énergie qui ne sert pas à digérer peut servir à d'autres fins. Un jour de jeûne est donc un bon moment pour la pratique spirituelle *(sádhaná)*.

Jamalpur, 1965

## 4. Prendre l'air

L'air pur, frais a le pouvoir de guérir. Il est recommandé d'inspirer aussi profondément que possible, parce que, ce faisant, les poumons peuvent absorber l'air complètement. Il est mieux de marcher au grand air que de prendre un véhicule. Si vous ne suez pas comme il faut, concluez-en que vous n'avez pas pris l'air comme il faut.

Jamalpur, 1965

## 5. La modération physique

L'essence du sang, après transformation, se transforme en *shukra*, et ce *shukra* nourrit le cerveau. S'il y a absence de *shukra* ou s'il est de mauvaise qualité, cela peut affecter l'entière constitution, prédisposer à la maladie et perturber la pratique *(sádhaná)* mentale et spirituelle. La modération est donc absolument indispensable à tout homme et à toute femme[1] car seule la maîtrise de soi permet de préserver au maximum le *shukra*.

---

[1] Le *shukra* a trois stades : lymphe, liquide séminal et liquide céphalorachidien. La lymphe permet la purification du corps (fonctionnement du système immunitaire, etc.) Elle fournit aux glandes endocrines de quoi fabriquer les hormones ; c'est à partir du *shukra* que les glandes reproductrices engendrent les fluides sexuels. Cela fait qu'un manque de modération sexuelle peut entraîner une trop grande consommation de *shukra* et donc un manque pour les autres activités corporelles et mentales. (ndt)

Dans le corps humain, un jour de *shukra* se retrouve en surplus tous les vingt-huit jours. Dans le cas des hommes célibataires, cet excès de *shukra* est soit éliminé avec l'urine soit émis au cours d'un rêve. Il n'est pas du tout anormal pour un homme célibataire d'avoir trois à quatre émissions séminales par mois.

Dans le cas de personnes mariées, dépasser quatre relations sexuelles par mois peut engendrer une perte trop importante de *shukra*. Donc, en ce qui concerne la question de la modération et de l'immodération, plus l'on pratique la modération, plus grand sera son bien-être. Un célibataire ne permettra pas le gaspillage de son *shukra* au-delà du surplus naturellement émis, et une personne mariée n'aura pas plus de quatre rapports par mois[1].

**Pour les gens mariés** :

Gardant en perspective le progrès de la société, les personnes aptes devraient avoir plus d'enfants et les autres moins.

Cependant, sans une éducation suffisante, même les enfants de bons parents peuvent se retrouver à la charge de la société au lieu d'en être des atouts. Il vaut donc mieux se limiter au nombre d'enfants que l'on peut élever correctement. On ne peut cependant pas approuver une méthode de contrôle des naissances ayant des effets secondaires physiologiques néfastes sur l'homme ou sur la femme, ou qui détruise de façon permanente leur pouvoir reproductif, car cela peut produire en eux

---

[1] N.B. : De nombreuses personnes identifient le mot « *brahmacarya* » à la préservation du *shukra* [en langage courant, *shukra* signifie sperme], mais des deux mots *Brahma* ([Dieu]) et *carya* [la pratique], aucun n'a de rapport avec la rétention du sperme. « *Brahmacarya* » signifie « rester mentalement au contact de Dieu *(Brahma)* ». Le prétendu *brahmacarya* mentionné ci-dessus se divise en fait en deux catégories : *naeśṭhika* et *prájápatyá*. Les célibataires suivront la première, c'est-à-dire qu'ils ne permettront pas le gaspillage de leur *shukra* au-delà du surplus naturellement émis. Ceux qui sont mariés suivront *prájápatyá brahmacarya*, autrement dit, ils n'auront pas plus de quatre rapports par mois.

une grave réaction mentale à tout moment. Si pour une raison ou pour une autre, l'on doit recourir à une méthode définitive de contraception, il faut en demander l'autorisation à un enseignant spirituel *(ácárya)*. Celui-ci consultera le Conseil des *ácáryas* et guidera la personne en conséquence.

Jamalpur, 1965

## 6. Les règles générales de santé

1. Maintenir son corps et ses vêtements soigneusement propres.

2. Après la miction et la selle, se rincer ou se nettoyer par d'autres moyens.

3. Veiller à aller à la selle régulièrement.

4. Ne pas dormir sur un lit mou.

5. Au moment de sa toilette, se laver comme il faut toutes les parties du corps, en particulier les aisselles et l'entrejambe. Utiliser quotidiennement savon, huile[1] et peigne. Ne pas couper ses poils corporels, en particulier aux aisselles et au pubis[2].

6. Faire un demi-bain[3] *(vyápaka shaoca)*, ou sa toilette complète, avant sa pratique spirituelle/méditation *(sádhaná)* du matin et du soir.

7. Se rafraîchir par un demi-bain à l'eau fraiche avant et après[4] les repas ainsi qu'avant de dormir. S'il fait très froid, utiliser de l'eau tiède.

---

[1] L'huile (de coco en particulier, car elle a une action antifongique, antibactérienne et antilevure naturelle, ou d'amande douce par exemple) sur les poils des aisselles et du pubis freine le développement des mauvaises odeurs et reconstitue le film lipidique. (ndé)

[2] Ceux-ci ont en effet une fonction de refroidissement du corps. (ndt)

[3] Une ablution détaillée p. 115, appelée dans l'Ánanda Márga « demi-bain » en référence à l'expression anglo-indienne « bain » pour désigner une toilette complète (même s'il s'agit d'une douche). (ndt)

[4] Même si dans *Se Soigner par le yoga, l'hygiène de vie et les remèdes naturels*, l'auteur le prescrit explicitement dans certains troubles, le demi-bain après le repas ne fait pas partie de la pratique habituelle des membres. (ndé)

8. Boire suffisamment d'eau chaque jour mais ne pas boire trop d'un coup.

9. Éviter de dormir la journée et de veiller tard la nuit.

10. L'alcool et les stupéfiants sont « statiques » *(támasika)*. Les éviter comme du poison.

**Pour les hommes :**

1) Les hommes doivent porter le slip yoguique[1] *(kaopiina (laungotá))* et garder le prépuce retroussé dès le début de l'adolescence (en Inde l'adolescence arrive entre douze et quatorze ans).

2) Maintenir son prépuce retroussé et l'endroit bien propre et lavé.

3) Ne jamais s'adonner à des pratiques malsaines, comme la masturbation, etc.

**Pour les femmes :**

1) Les femmes doivent prendre l'habitude de sortir tous les jours au grand air et au soleil.

2) L'accouchement[2] doit se faire dans la meilleure pièce de la maison.

3) La femme réglée doit :

  ▪ pendant les règles :

  - ne pas : se pencher en avant pour soulever des charges ou ustensiles lourds, avoir des rapports, jouer du cor ou ce genre de choses ni chanter fort, rester tout près du feu, se fatiguer outre mesure [ni porter des tampons[3]].

  - manger des aliments nutritifs et digestes.

---

[1] Un slip à taille haute et à fort maintien. (ndt)
[2] Voir p. 183 un conseil de Shrii Shrii Ánandamúrti à propos de l'accouchement. (ndt)
[3] Voir p. 194. (ndt)

Si la mère n'est pas elle-même en bonne santé, ses enfants ne peuvent demeurer en bonne santé. Une mère qui met le bien de ses enfants avant toutes choses doit donc être très attentive à sa propre santé. Une femme doit pouvoir se reposer et s'abstenir de toutes tâches ménagères pendant au moins vingt et un jours après l'accouchement.

• observer l'*Ashoka-śaśṭhii* et l'*Ashokáśṭamii* :

Le jour de l'*Ashoka-śaśṭhii* [le 6<sup>e</sup> jour de la lune croissante du mois lunaire de mars-avril *(caitra)*][1], toute femme réglée prendra six haricots mung verts[2] ou pois mung noirs[3] *(máśka-lái)* [germant[4]] avec six fleurs ou bourgeons de fleurs d'*asho-ka*[5] en une même bouchée. Elle les prendra avec de la banane mûre ou de l'eau ou du lait. De même, le jour d'*Ashokáśṭamii* [le 8<sup>e</sup> jour], elle prendra huit haricots mung verts ou pois mung noirs [germant] et huit fleurs d'*ashoka*[6].

• Toute femme mariée ou veuve observera l'*Ashoka-śaśṭhii* et l'*Ashokáśṭamii*, et les autres jours de fête du 6<sup>e</sup> jour de la lune croissante *(śaśṭhii)*, ne prendra, le jour, que des fruits et des légumes plutôt que du riz et du pain et, le soir, ne consommera ni riz ni préparations semblables.

---

[1] La fête bengalie *Ashoka* (littéralement « sans *(a-)* chagrin *(-shoka)* ») a lieu ce 6<sup>e</sup> *(śaśṭhii)* jour et se poursuit le huitième *(aśṭamii)* jour. C'est une fête féminine, surtout liée aux enfants. Elle a lieu durant la période de floraison de l'arbre *ashoka*. (Voir aussi note[4]). (ndt)

[2] *Vigna radiata* ; riche en acide folique (une vitamine très importante pour la fertilité et la santé de la mère, et la santé du futur enfant), nous connaissons ce pois (ou haricot) à la peau verte et à la chair jaune clair sous le nom (fallacieux) de haricot de soja dont nous mangeons les germes. (ndt)

[3] *Vigna mungo* (ex *phaseolus mungo*), un genre de fin petit pois noir semblable au haricot mung vert pouvant se manger aussi cru et utilisé tant dans les plats salés que dans les patisseries (en farine). Ces pois sont particulièrement nutritifs, et très riche en acide folique comme le haricot mung vert. (ndt)

[4] On consommera ces pois (verts ou noirs) après les avoir fait tremper de sorte que le germe commence à poindre. (ndt)

[5] [*Saraca indica* L.] « L'*ashoka* est un remède idéal pour toutes sortes de maladies féminines. » dit l'auteur dans *Se soigner par le yoga....* (ndt)

[6] Là où il n'est pas facile de se procurer les produits à prendre ces jours-là, les femmes ne sont pas tenues de les prendre.

### Pour les enfants

[« Tant que le nourrisson a moins de six mois, la mère ne devrait lui donner que son lait et, à l'heure de la tétée, elle devrait chanter d'une voix douce – de sorte que seuls elle et son bébé l'entendent – le *mantra* du *kiirtana*[1]. En faisant cela, elle donnera un début spirituel à son enfant ; dès qu'elle entonnera le *kiirtana*, son lait se transformera en un nectar divin. »[2]]

Le régime principal des enfants de moins de cinq ans est le lait, les fruits et les racines. En toute circonstance, il n'est pas bon d'offrir des aliments non végétariens aux enfants de moins de cinq ans. À partir de cinq ans, on augmentera progressivement la quantité d'aliments féculents, sucrés et gras. La nourriture alcalinisante[3] est celle qui convient le mieux aux enfants.

Il est bon de donner parfois une petite cuillère à café d'eau de chaux (médicinale/pharmaceutique[4]) aux nourrissons.

Il est particulièrement salutaire aux enfants de passer du temps chaque jour au grand air et au soleil.

Jamalpur, 1965

## 7. Les pratiques d'hygiène yoguiques

Tous peuvent pratiquer les techniques suivantes s'ils le souhaitent :

1) **La flexion-boisson** (et marche) **matinale –** *utkśepa mudrá* **:**

Cette *mudrá* se pratique au lit au moment du réveil. Allon-

---

[1] Le chant-et-danse méditatif. Voir p. 188.

[2] Texte tiré de *The Awakening of Women* (recueil de textes de l'auteur). (ndt)

[3] Des aliments qui n'acidifient pas le sang mais au contraire augmentent sa réserve alcaline, tels justement que les fruits, les légumes et le lait. (ndt)

[4] Une eau de chaux diluée que l'on donne aux nourrissons souffrant de coliques avant la tétée ou que l'on mélange au biberon. Se renseigner auprès d'une personne compétente et expérimentée avant usage, l'eau de chaux pouvant occasionner des brûlures sévères si mal utilisée. (ndt)

gé sur le dos, se replier en ramenant ses deux cuisses sur la poitrine avec ses bras (ceux-ci enserrant les jambes), puis ramener les jambes immédiatement à la position étendue. Après avoir fait cela trois ou quatre fois, s'asseoir sur le lit et boire un verre d'eau fraiche sans laisser l'eau toucher les dents. Exposer ensuite sa région ombilicale à l'air et marcher ainsi [exposé] quelque temps de long en large dans un lieu ouvert.

2) **Le maintien génital durant la selle – *vasti mudrá* :**
Pendant la défécation, garder l'organe génital pointé vers le haut en pressant sa base avec le majeur de la main gauche et en pressant les bourses avec le reste des doigts. C'est aussi favorable que d'utiliser un *kaopiina* [slip yoguique]. Retirer la main pendant la miction.

3) **Le nettoyage rectal – *múlashodhana*** : Après la défécation, insérer le majeur de la main gauche dans le rectum aussi loin que possible et nettoyer cette région.

4) **Le rinçage du nez – *násápána*** : Aspirer de l'eau propre par les narines et la faire ressortir par la bouche. On peut avaler l'eau mais il est mieux de la cracher.

5) **Le nettoyage de la gorge – *dhaotii*.** Immédiatement après le rinçage du nez *(násápána)* (à un moment où l'on se lave le visage et que l'on a l'estomac vide), se nettoyer la gorge avec le majeur de la main droite, en l'insérant le plus profondément possible.

6) **Le bain de soleil général** : Si une personne saine ou malade le désire, elle peut prendre un bain de soleil sur le corps en entier [voir la procédure au point 4 ci-dessous]. Dans ce cas, après le bain de soleil, elle doit se passer une serviette mouillée sur tout le corps. Lorsqu'on prend un bain de soleil sur tout le corps, ne porter que peu ou pas de vêtements et garder le dos au soleil.

**Les techniques qui viennent maintenant ne sont prescrites que pour des maladies précises** [sauf le bain de soleil général]. **Ne les pratiquez donc qu'après consultation avec un enseignant spirituel** *(ácárya)*.

1) Le bain de siège – *vistrta snána* ou *vyápaka snána* :

Le mieux est d'utiliser une grande bassine ou une baignoire. Si l'on ne peut pas en trouver, on peut utiliser une serviette mouillée que l'on trempe régulièrement dans l'eau.

Remplir la bassine d'une certaine quantité d'eau froide et s'asseoir à l'intérieur de façon à avoir de l'eau jusqu'au nombril, la partie du corps baignée étant dénudée. Garder ses pieds au sec, hors de la bassine, et la zone allant du cou au nombril couverte d'une chemise ou d'un vêtement sec. Le dessus et l'arrière de la tête doivent être recouverts d'une serviette mouillée.

Prendre maintenant une autre serviette et masser/frotter avec elle l'abdomen droit jusqu'à l'aine sept ou huit fois. Faire de même du côté gauche. Pour finir, masser (tout) l'abdomen de droite à gauche et de gauche à droite. S'assurer que le tissu sur votre tête reste mouillé.

Après cela, s'essuyer l'abdomen, les mains et les cuisses puis prendre un bain. Si ce n'est pas possible, sortir de la bassine avec sa chemise. Pratiquer cela dans une pièce fermée.

En l'absence de grande bassine ou de baignoire, on peut enrouler une serviette mouillée autour des zones à baigner, mais pour compenser, il faut verser de l'eau froide constamment sur cette serviette, et aussi, lors du massage, bien maintenir mouillée celle utilisée.

Après ce bain de siège *(vyápaka snána)*, se réchauffer les cuisses, la région pubienne et l'abdomen avec une serviette sèche.

Ne pas manger avant et après ce bain, pour permettre au ventre de se reposer.

2) Le bain chaud et froid – **shiitośńa snána** : Dans un endroit clôt et couvert, s'immerger jusqu'au cou dans une baignoire, une cuve ou un bassin contenant de l'eau chaude, et se faire couler un filet d'eau froide sur la tête.

3) La friction humide – **sikta mardana** : Se masser le corps de la même manière qu'après une séance de postures[1] *(ásanas)* mais avec une serviette humide.

4) Le bain de soleil – **átapa snána** : L'ensoleillement variant selon les pays et la saison ou l'époque, il n'est pas possible de fixer la meilleure heure d'un bain de soleil. Actuellement (1965), dans les plaines du Bihâr, Inde, on peut prendre un bain de soleil en été jusqu'à 10 h[2] et en hiver entre midi et 14 heures.

Durant le bain de soleil, exposer les parties malades du corps aux rayons du soleil en gardant le reste du corps à l'ombre. Quand la zone atteinte par le mal devient chaude, après une exposition au soleil de quinze à vingt minutes, la ramener à l'ombre puis procéder comme suit :

1. En cas de rhumatisme ou de goutte dans cette partie du corps, masser les parties atteintes avec de l'huile, pendant quatre à cinq minutes.

2. S'il s'agit d'une maladie de peau, masser cette zone avec de l'huile de margosier[3] *(Azadirachta indica* A. Juss.) pendant quatre à cinq minutes.

3. Pour les autres maladies, essuyer les zones malades avec une serviette fraîche et mouillée que l'on aura essorée.

---

[1] Voir point 11 p. 132. (ndt)

[2] En France métropolitaine, on suivra les recommandations gouvernementales, en 2019 (avec une heure d'été en avance de deux heures sur le soleil), de ne pas s'exposer au soleil en été entre 11 ou 12 h et 16h. (ndt)

[3] *Nim* ou *neem*. L'huile de feuilles, recette p. 187, tirée de *Se Soigner par le yoga, l'hygiène de vie et les remèdes naturels*, du même auteur. (ndt)

Une fois que la température de la zone en question est retombée, on peut l'exposer à nouveau au soleil. Après un bain de soleil de quinze à vingt minutes, refroidir de nouveau la région en la massant avec de l'huile ou en l'essuyant avec une serviette humide comme décrit ci-dessus. L'exposition au soleil et le massage peuvent ainsi se succéder un certain nombre de fois. Cependant, lors du dernier massage, au lieu d'utiliser de l'huile, il est préférable de passer une serviette humide dans tous les cas, excepté celui des maladies de peau.

Le bain de soleil général : si une personne saine ou malade le désire, elle peut prendre un bain de soleil sur le corps entier [voir la procédure ci-dessus et ci-dessous]. Dans ce cas, après avoir terminé son bain de soleil, elle doit se passer une serviette mouillée sur tout le corps. Lorsqu'on prend un bain de soleil sur tout le corps, ne porter que peu ou pas de vêtements et garder le dos au soleil.

Si la zone malade est sur le devant du corps, c'est-à-dire, le visage, la poitrine, l'estomac, etc., on peut découvrir la zone en question mais le reste du corps doit demeurer couvert. Gardez à l'esprit qu'il faut *exposer l'estomac au feu et le dos au soleil*, ainsi, si vous avez besoin de vous réchauffer devant un feu, tournez le ventre vers le feu jamais le dos.

Jamalpur, 1965

## 8. Les postures de yoga *(ásanas)*

L'*ásana* est « une position dans laquelle on se sent bien » : *Sthira-sukham ásanam*[1]. C'est un exercice dont la pratique régulière entretient la santé et la robustesse corporelle et guérit de nombreuses maladies. Mais on ne prescrit pas les *ásanas* pour guérir des maladies en général. Seules les affections qui

---

[1] Patañjali, *Yoga sûtra 2, 46.* (ndt)

gênent la pratique de la méditation peuvent se guérir par certains *ásanas*, facilitant du même coup la pratique spirituelle.

La relation entre le corps et l'esprit est très proche. On s'exprime mentalement en fonction de ses instincts ou tendances naturelles *(vrtti)* ; et la prédominance de tel ou tel instinct ou tendance naturelle *(vrtti)* est déterminée par les glandes corporelles. Notre corps contient de nombreuses glandes, qui ont chacune une sécrétion qui lui est propre[1]. Le fonctionnement, la sécrétion défectueuse d'une glande stimule certains penchants *(vrtti)*. Ce qui explique pourquoi, en dépit de leur désir sincère de suivre les principes moraux et spirituels du yoga *(yama* et *niyama)*, de nombreuses personnes n'y parviennent pas. Elles savent qu'elles devraient méditer mais ne peuvent se concentrer parce que leurs pensées se tournent vers le monde extérieur sous l'excitation extérieure de [telle ou telle pulsion,] tel ou tel penchant. Quelqu'un qui veut réduire l'excitation suscitée par ces pulsions doit corriger les défauts de ses glandes. La pratique des postures de yoga permettant, dans une large mesure, d'aider le pratiquant dans cette tâche, elle est une part importante de l'effort spirituel *(sádhaná)*.

Nous donnons ci-dessous une liste d'*ásanas*. Tout le monde n'a pas besoin de pratiquer les mêmes postures. Il existe plus de 50 000 postures yoguiques. Certaines parmi elles, citées ici, sont particulièrement utiles à la pratique de la méditation. Le professeur spirituel *(ácárya)* enseignera aux personnes les postures dont elles ont besoin.

De nombreuses postures ont une forme ressemblant à celle d'animaux, on les a donc nommées par le nom de ces animaux. De nombreuses caractéristiques présentes chez les animaux ne se rencontrent pas communément chez les êtres humains. Les structures physiques de ces animaux favorisent certaines sécrétions glandulaires qui, en retour, font se développer certaines

---

[1] Les hormones, etc. (ndt)

qualités. La tortue, par exemple, peut facilement rétracter ses extrémités. Qu'une personne s'assoie quelque temps dans cette posture lui permet de se retirer plus facilement mentalement du monde extérieur. On appelle cette posture *kúrmakásana* : « posture à la manière de la tortue ».

## Les règles de la pratique des *ásanas*

1. Avant de pratiquer les postures/*ásanas*, se rafraîchir par un demi-bain *(vyápaka shaoca[1])*, un bain ou une douche. Faire aussi un demi-bain avant ses méditations quotidiennes. Si l'on pratique les postures à la suite de sa méditation, il n'est pas nécessaire de refaire un demi-bain.

2. Ne pas pratiquer les *ásanas* dans un endroit qui n'est pas abrité, pour éviter un refroidissement soudain et de prendre froid. Lorsqu'on pratique les *ásanas* à l'intérieur, s'assurer que les fenêtres sont ouvertes pour que l'air puisse entrer.

3. Ne pas faire pénétrer de fumée dans la pièce. Moins il y a de fumée, mieux c'est.

4. Les hommes doivent porter un slip yoguique *(kaopiina (laungotá))* et rien d'autre. Les femmes doivent porter des sous-vêtements ajustés et un soutien-gorge.

5. Pratiquer les postures sur une couverture ou un tapis. Ne pas les pratiquer directement sur le sol pour éviter de prendre froid et de voir détruites certaines sécrétions du corps libérées par la pratique des postures.

6. Ne pratiquer les *ásanas* que lorsque la respiration passe par la narine gauche ou les deux narines[2] ; ne pas pratiquer les *ásanas* quand la respiration passe seulement par la narine droite [excepté pour quelques *ásanas*, citées point 19].

---

[1] Détaillé p. 115 (ndt)

[2] Ce point, exposé dans le *svara yoga* (le yoga du souffle), est lié à l'activation de parties du cerveau qui diffèrent selon que le flot principal du souffle passe par la narine droite, la gauche ou les deux. (Voir note 1 p. 115.) (ndt)

7. Manger des aliments purs, conscients[1] *(sáttvika)*. Celui qui a du mal à abandonner la nourriture activante *(rájasika)* peut, en attendant, prendre un petit morceau de myrobolan chébule[2] (utiliser plutôt pour cela la petite variété de myrobolan chébule) ou quelque chose de ce genre après les repas. Cette façon de faire ne s'applique cependant pas aux pays froids.

8. Ne pas se couper les poils des aisselles et du pubis[3], ni ceux du corps.

9. Maintenir les ongles des mains et des pieds courts.

10. Ne pas pratiquer les *ásanas* le ventre plein. Ce n'est que deux heures et demie à trois heures après un repas que l'on peut pratiquer les *ásanas*.

11. Après la pratique des *ásanas*, se masser soigneusement les bras, les jambes et le corps entier, en particulier aux articulations[4].

12. Une fois le massage terminé, se reposer en *shavásana* (la posture du mort [p. 157]) pendant au moins deux minutes.

13. Après la [relaxation] *(shavásana)*, ne pas entrer en contact direct avec de l'eau pendant au moins dix minutes.

14. Celui qui pratique les postures *(ásanas)* ne doit pas se masser le corps avec de l'huile. Il peut, s'il le désire, s'enduire légèrement le corps d'huile [sans faire pénétrer].

15. Après la pratique des *ásanas*, il est souhaitable de marcher quelque temps dans un endroit isolé.

16. Il est interdit de pratiquer le *práńáyáma* [la respiration dirigée] juste après les *ásanas*.

17. Si l'on doit sortir après la pratique des *ásanas* et que la température de son corps n'est pas retombée à son niveau nor-

---

[1] Voir p. 116
[2] *(hariitakii)*, une « prune » dépurative, voir note 2 p. 117. (ndt)
[3] Ceux-ci ont en effet une fonction de refroidissement du corps. (ndt)
[4] Sous lesquelles il y a de nombreuses glandes lymphatiques dont le rôle est entre autres la purification du corps. (ndt)

mal, ou s'il y a un écart entre la température de la pièce et la température extérieure, se couvrir pour sortir. Dans ce cas, inspirer une grande bouffée d'air à l'intérieur et l'expirer une fois sorti. De cette façon, l'on évite d'attraper froid.

18. Il n'est pas interdit aux pratiquants d'*âsanas* de participer aux jeux de balle, de courir et autres sports, mais juste après les *âsanas*, tout cela est interdit.

19. Il n'y a pas de restrictions liées à la narine où passe le souffle[1] pour les postures suivantes : le lotus *(padmâsana)* [et le demi-lotus] [p. 157], la posture du sage/parfaite[2] *(siddhâsana)* ou la semi-posture du sage *(ardha-siddhâsana)* [p. 142], la position « du convive » *(bhojanâsana)* (assis en tailleur), la pose héroïque/du brave *(viirâsana)* [p. 137], la profonde salutation *(diirgha pranâma)* [p. 150], la posture du yoga *(yogâsana[/yogamudrâ])* [p. 151] et le cobra/serpent *(bhujaungâsana)* [p. 147].

20. Les *âsanas* ne comportant pas de restrictions liées aux narines (points 19 et 6) ne comportent pas non plus de restrictions alimentaires (point 7).

21. Pendant les règles, la grossesse et le mois qui suit l'accouchement, les femmes ne doivent pas pratiquer d'*âsanas* ni d'autre exercice. Les postures de méditation *(dhyâna)* peuvent elles se pratiquer en toutes circonstances : le lotus *(padmâsana)* [p. 157], la posture du sage *(siddhâsana)* [p. 142] et héroïque *(viirâsana)* [p. 137] sont les postures utilisées à juste titre pour la méditation-contemplation *(dhyâna)* et la méditation-concentration *(dhâranâ)*[3].

---

[1]  Conférer point 6. (ndt)
[2]  Proche du demi-lotus mais les chevilles sont l'une au-dessus de l'autre. (ndt)
[3]  Voir les détails sur les méditations p. 19. (ndt)

**Les différentes postures de yoga *(ásanas)***

Ne pas pratiquer les postures et les *mudrás* yoguiques de façon régulière sans l'autorisation d'un enseignant spirituel qualifié *(ácárya)* si ce n'est au risque de se nuire.

[Table alphabétique p. 215]

1. ***Sarváuṇgásana*** (« posture de tout le corps ») :

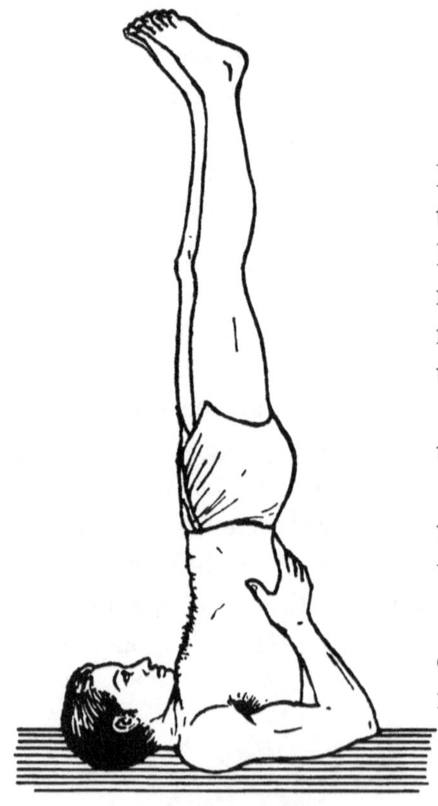

*Sarváuṇgásana (a)*
**La chandelle**

a) [La chandelle] :

S'allonger sur le dos. Dresser progressivement tout le corps par les pieds et le garder droit, le faisant reposer sur les épaules. Le menton doit toucher la poitrine.

Placer les mains en soutien, des deux côtés du tronc.

Les gros orteils doivent se toucher ; diriger le regard vers eux.

[Pratiquer trois fois, jusqu'à cinq minutes chaque fois, ou bien :]

b) S'allonger en position du lotus *(padmásana)* [n° 34].

Dresser progressivement le [bas du] corps et le faire reposer sur les épaules. Placer les mains en soutien des deux côtés du tronc.

Cette forme de *sarváuṇgásana* se nomme aussi **úrdhva-padmásana** (posture du lotus inversée).

Pratiquer trois fois, jusqu'à cinq minutes chaque fois.

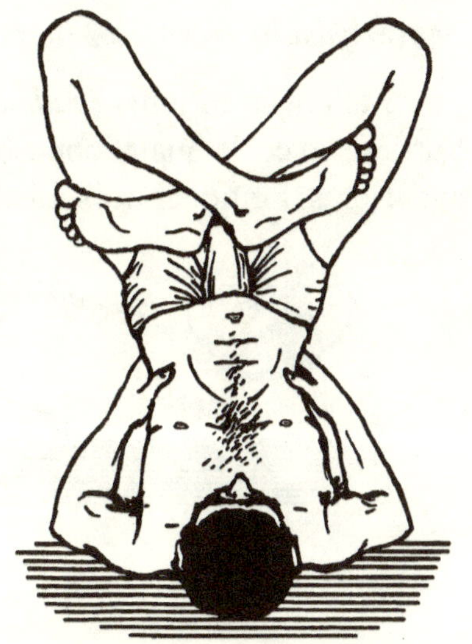

*Sarváuṇgásana (b)*
ou *úrdhva-padmásana*
**La chandelle en lotus** ou **lotus inversé**

2) et 3) Les postures 1 et 2 du poisson :

2. **Matsyamudrá** (posture 1 du poisson) :

S'allonger en position du lotus *(padmásana)*. Faire reposer le sommet de la tête sur le sol et saisir les deux gros orteils.

Pratiquer trois fois. La pose ne doit pas durer plus de deux minutes.

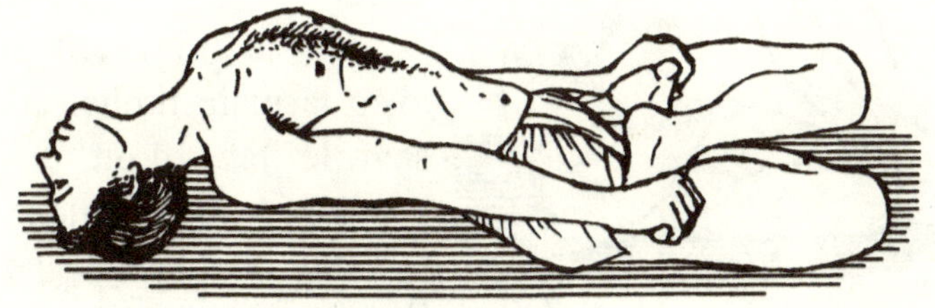

*Matsyamudrá*
**La posture 1 du poisson**

**3. *Matsyásana*** (posture 2 du poisson) :

S'allonger en lotus *(padmásana)*. Saisir chaque épaule par l'arrière avec la main opposée. La tête repose sur les deux avant-bras. Pratiquer trois fois, 30 secondes chaque fois.

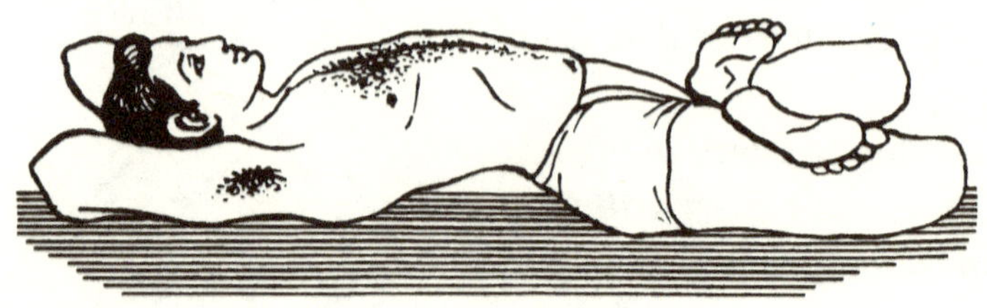

*Matsyásana*
**La posture 2 du poisson**

**4. *Matsyendrásana*** (posture du yogi Matsyendra [dite « la torsion »]), généralement pour les hommes :

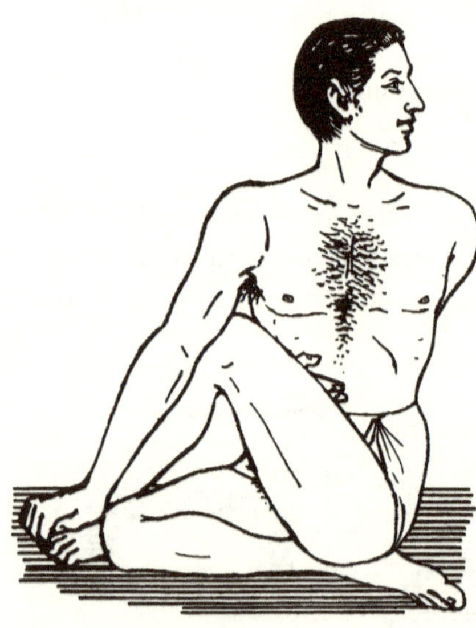

*Matsyendrásana*, I
**La torsion**, sur talon droit

I) Assis, presser le fondement *(múládhára cakra)* avec le talon droit. [Les femmes placeront le pied de sorte à éviter toute stimulation.]

Faire passer le pied gauche au-dessus de la cuisse droite et le poser à droite de la cuisse.

Saisir le gros orteil gauche avec la main droite, en passant le bras droit du côté gauche du genou gauche.

Tendre le bras gauche vers l'arrière du côté gauche jusqu'à toucher le nombril.

Tourner la tête vers la gauche le plus possible.

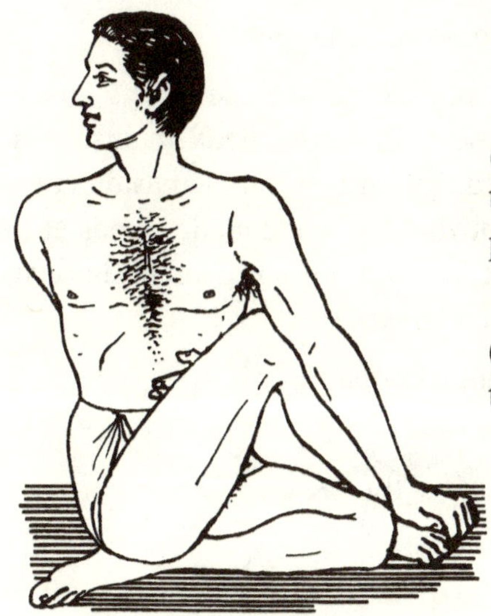

*Matsyendrásana,* II
**La torsion**, sur talon gauche

Garder la pose 30 secondes.

II) Presser le fondement *(múládhára cakra)* avec le talon gauche et inverser le processus.

La succession de I et de II (30 secondes de chaque côté) forme un cycle.
Pratiquer quatre cycles.

5. *Viirásana* (posture héroïque) :

S'agenouiller en s'asseyant sur les talons et sur les orteils courbés vers le bas.

Faire reposer le dos des mains sur les cuisses, les doigts pointant en direction de l'aine.

Diriger le regard sur le bout du nez.

La durée de la posture sera précisée par l'enseignant spirituel.

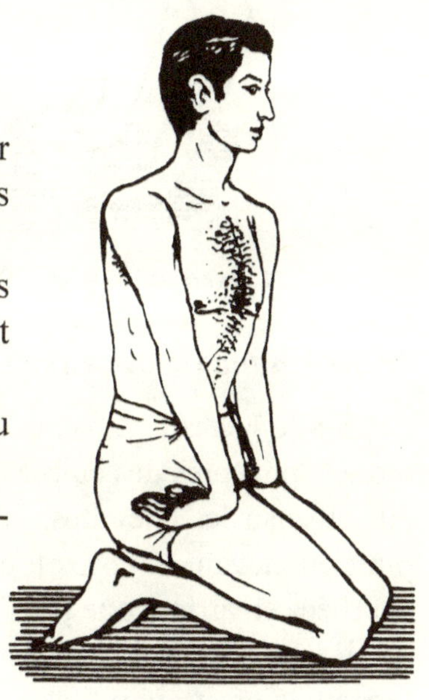

*Viirásana*
**La posture héroïque**

**6. *Cakrásana*** ([le pont ou] posture de la roue) :

S'allonger sur le dos. Replier les jambes de sorte à amener les talons au contact des fesses. Poser les deux mains en arrière, paumes contre le sol, [doigts dirigés vers le bas du corps] contre vos épaules. En s'appuyant sur la plante des pieds et sur les paumes, élever la tête et le tronc. Le corps prend la forme d'une roue dans cette posture *(ásana)*.

Durée : 30 secondes. Pratiquer quatre fois.

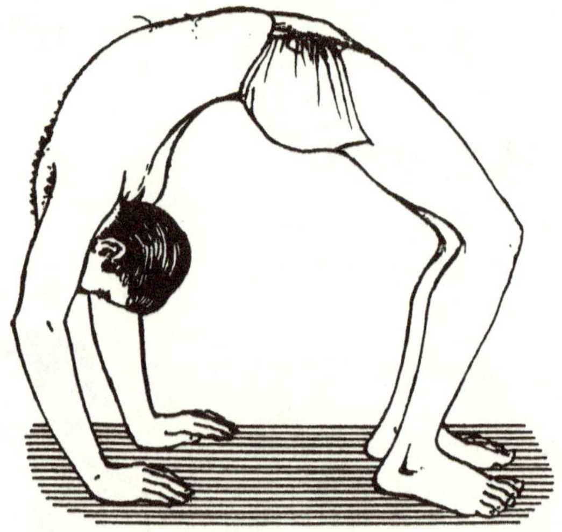

*Cakrásana* – **le pont** ou **posture de la roue**

**7. *Naokásana*** (le bateau) ou ***dhanurásana*** (l'arc) :

S'allonger sur le ventre. Plier les jambes pour amener les mollets plus près des cuisses. Faire passer les bras au-dessus du dos et saisir les chevilles. Puis, s'appuyant sur le nombril, inspirer en élevant le corps tout entier, la tête et la poitrine aussi courbées en arrière que possible, le regard devant soi.

Rester ainsi huit secondes [poumons pleins]. Expirer en reprenant la position initiale.

Pratiquer la posture huit fois.

Le corps prend la forme d'un arc pendant la posture.

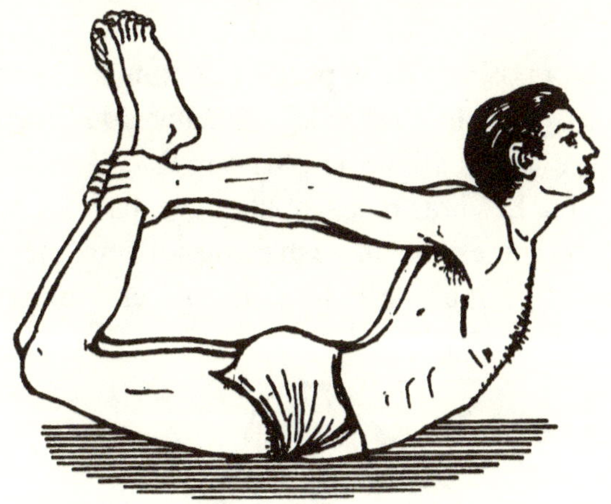

*Naokásana ou dhanurásana* – **le bateau** ou **l'arc**

8. ***Utkaía pashcimottánásana*** (posture difficile d'étirement
   d'arrière en avant) [la pince, ou ***pashcimottánásana***] :

S'allonger sur le dos, les bras étendus en arrière, les gardant près des oreilles. Se redresser en expirant et insérer le
visage entre les genoux. S'assurer que les jambes restent droi-
tes. Saisir les gros orteils. Rester dans cette position [poumons
vides] huit secondes. Reprendre la posture initiale en inspirant.
Pratiquer huit fois.

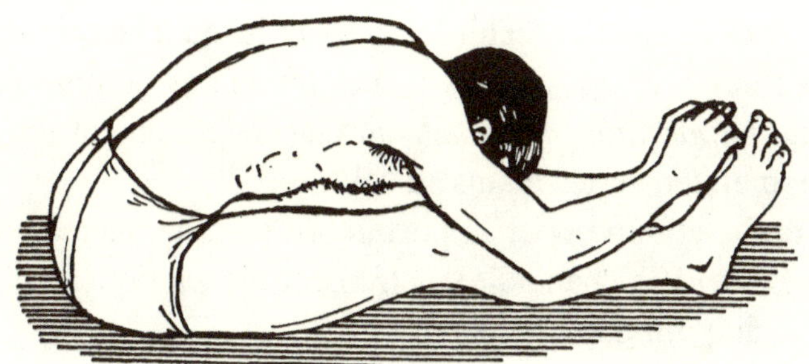

*Utkaía pashcimottánásana* – **la pince**

9. ***Parvatásana*** (posture de la montagne) ou ***halásana*** (posture de la charrue) :

Prendre la position de la posture de tous les membres *(sarváungásana)* [n° 1, la chandelle]. Amener doucement les jambes en arrière en les étirant le plus possible. Toucher le sol de tous les orteils. Les bras reposent allongés, paumes au sol.

Durée : comme pour la posture de tous les membres *(sarváungásana)* [Pratiquer trois fois, jusqu'à cinq minutes chaque fois].

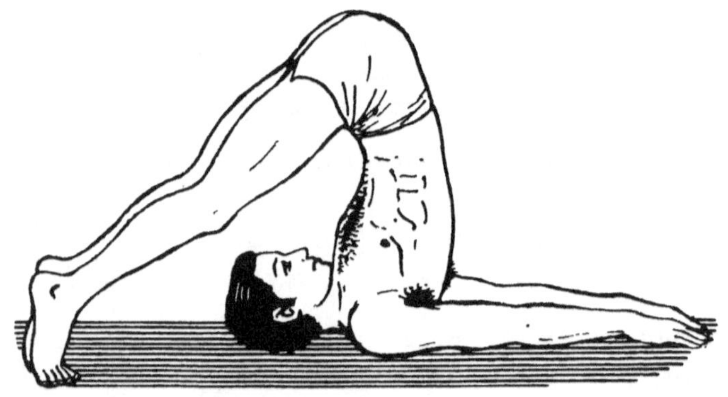

*Parvatásana ou halásana –* **la montagne** ou **la charrue**

10. ***Shivásana*** (posture de Shiva) :

Prendre la pose de la montagne *(parvatásana)*/[de la charrue (n° 9 ci-dessus)]. Fléchir les genoux jusqu'à ce qu'ils soient proches des oreilles. Ne pas placer les mains comme dans la montagne *(parvatásana)*, mais entrelacer fermement les doigts tout en maintenant les mains au sol.

Durée : comme pour la posture de tous les membres *(sarváungásana)* [(la chandelle), autrement dit, pratiquer trois fois, jusqu'à cinq minutes chaque fois].

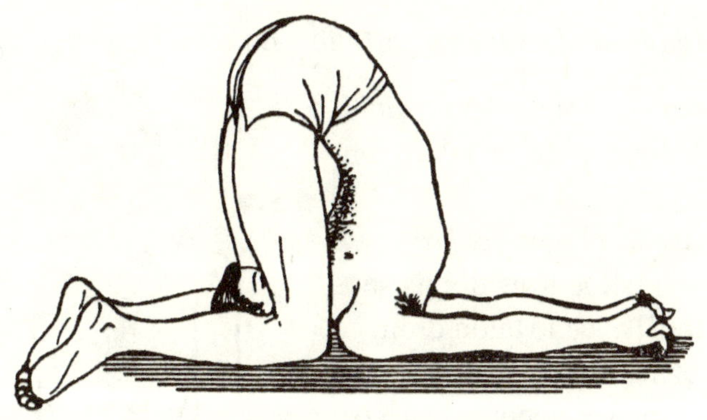

*Shivásana* – **la posture de Shiva**

## 11. *Vajrásana* (posture du foudre) :

[Assis les jambes étendues], replier la jambe droite vers soi puis, saisissant la cheville droite de la main droite et en maintenant plié le genou, faire glisser le pied sur la droite ([la cuisse droite se retrouve couchée contre la gauche (la jambe reste au sol, la pointe du pied vers le devant)]).

Se soulever sur les deux mains et diriger le pied gauche vers l'arrière pour le placer symétriquement.

Reprendre peu à peu [précautionneusement] la position assise et placer les mains sur les genoux.

Au début pratiquer cette posture très prudemment. On peut se blesser si l'on tente de s'accroupir de force.

Durée : 30 secondes [au début, ne pas dépasser 15 secondes].

Pratiquer quatre fois.

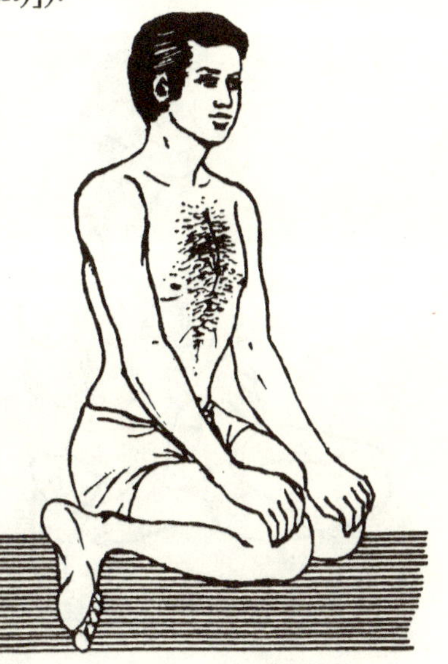

*Vajrásana* – **le foudre**

## 12. *Siddhásana* [posture « parfaite » ou « du sage »] :

Presser le fondement *(múládhára cakra)* avec le talon gauche.

Presser le plexus *(cakra) svádhiśthána* [situé trois doigts sous le nombril] avec le talon droit.

Placer les mains, paumes vers le haut, sur les genoux leur correspondant[1].

Durée : aussi longtemps que souhaité.

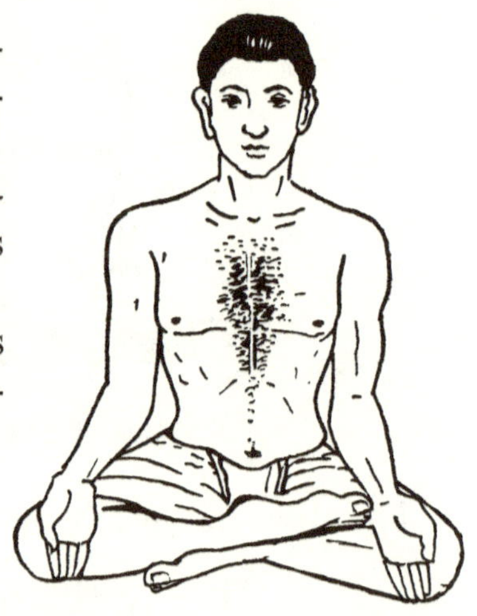

*Siddhásana* – **la pose du sage**

---

[1] Il y a aussi la semi-posture siddha *(ardha-siddhásana)* où l'on place le talon droit au sol et non sur le gauche. Ces deux postures sont contre-indiquées aux dames. (ndt)

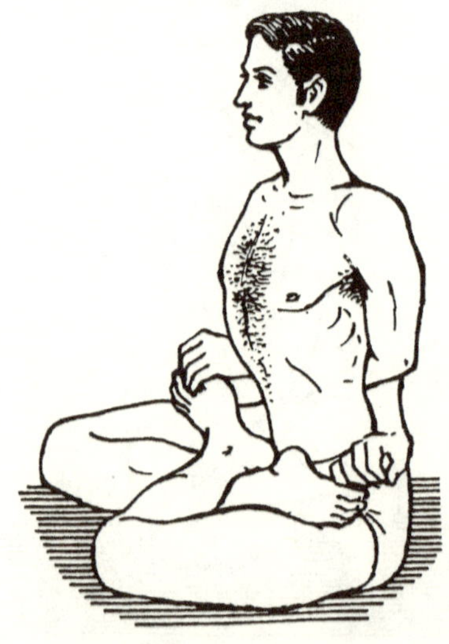

*Baddha Padmásana*
**Le lotus entravé**

## 13. *Baddha Padmásana* (posture du lotus entravée)

Prendre la position du lotus *(padmásana)* [n° 34].

Placer la main droite dans le dos (par le côté droit) et saisir le gros orteil droit [à gauche donc]. De la même façon, placer la main gauche dans le dos et saisir le gros orteil gauche.

Durée : 30 secondes.
Pratiquer quatre fois.

## 14. *Kukkuṭāsana*

(posture du coq) :

Prendre la position du lotus *(padmāsana)* [n° 34].

Insérer les mains et les avant-bras entre le mollet et la cuisse leur correspondant.

Lever tout le corps en s'appuyant sur les mains.

Regarder devant soi.

Durée : 30 secondes.
Pratiquer quatre fois.

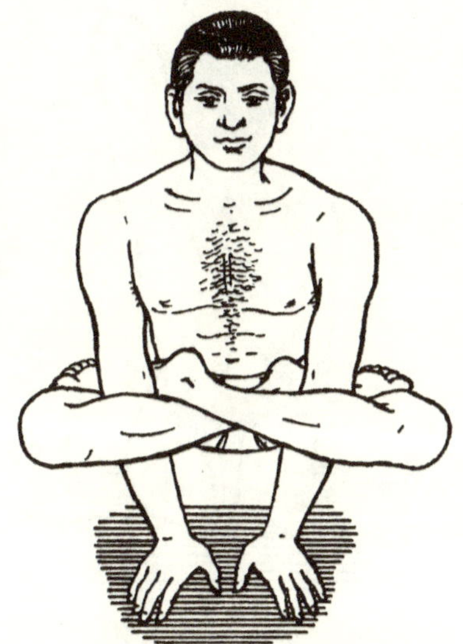

*Kukkuṭāsana* – **le coq**

## 15. *Gomukhāsana* (posture de la tête de vache) :

I) S'assoir les jambes tendues devant soi.

Ramener la jambe droite sous la cuisse gauche en plaçant le pied droit sous la fesse gauche.

Croiser maintenant la jambe gauche par dessus la cuisse droite puis placer le pied gauche sous la fesse droite.

Faire passer la main droite derrière l'épaule droite, [faire passer la main gauche par le bas du dos] et enserrer les doigts des mains à la manière d'une chaîne.

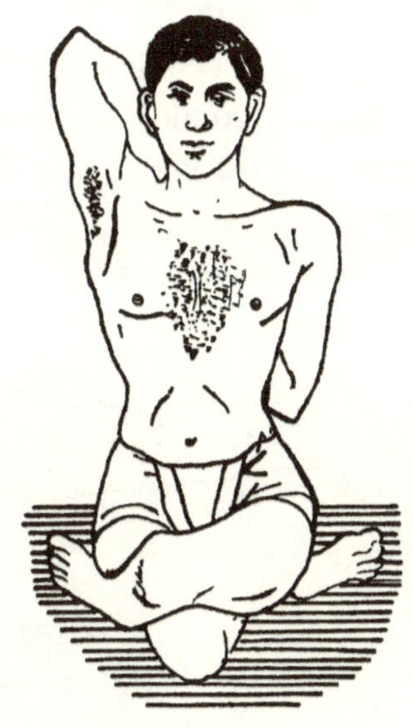

*Gomukhāsana* (de face)
**La tête de vache** (face)

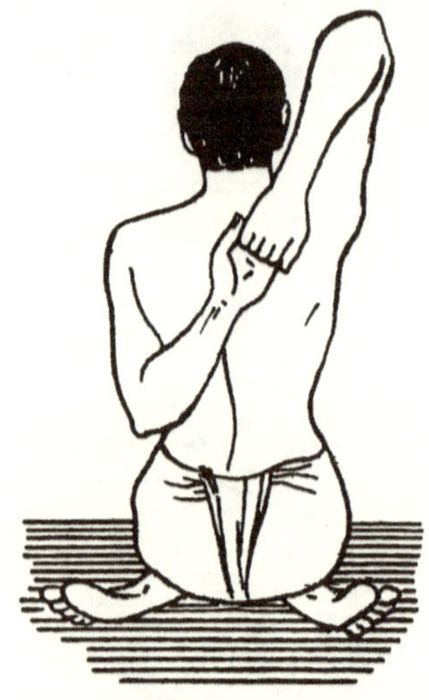

II) Pratiquer de la même façon avec la cuisse gauche sous la cuisse droite.

Effectuer la posture d'un côté puis de l'autre forme un cycle.

Durée de chaque position : 30 secondes.
Pratiquer quatre cycles.

*Gomukhásana* (de dos)
**La tête de vache** (dos)

16. *Mayúrásana* (posture du paon) :

S'accroupir. Joindre les poignets et placer les paumes au sol, les doigts vers les pieds. [Se penchant légèrement en avant] appuyer les coudes sur le nombril et étendre les jambes vers l'arrière. Lever la tête et les jambes du sol en s'appuyant sur les coudes.

Durée : 30 secondes. Pratiquer quatre fois.

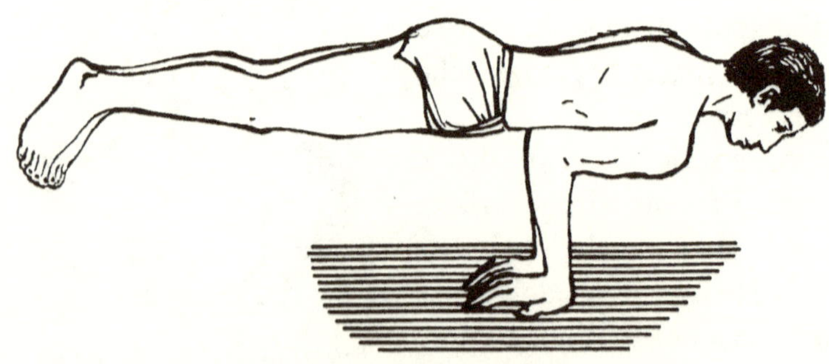

*Mayúrásana* – **le paon**

17. **Kúrmakásana** (posture de la tortue) :

Prendre la position du lotus *(padmásana)* [n° 34]. Insérer les mains et enfoncer les deux bras entre les mollets et les cuisses. Saisir le cou des deux mains. Les deux coudes touchent le sol, et la tête penche en avant. Regarder droit le plus loin possible devant, sans détourner le regard.

Durée : 30 secondes. Pratiquer quatre fois.

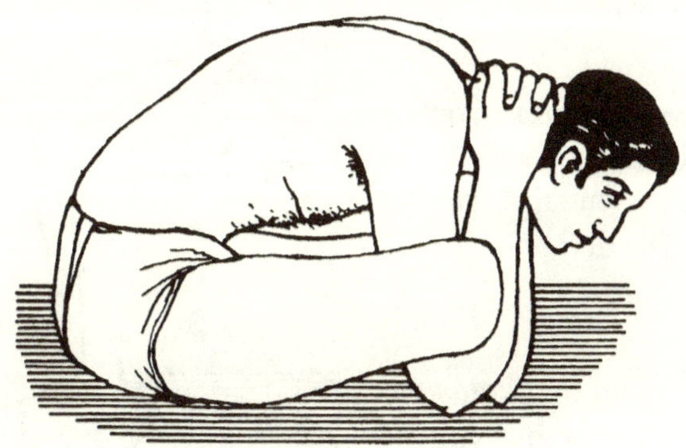

*Kúrmakásana* (de côté)
**La tortue** (simple)

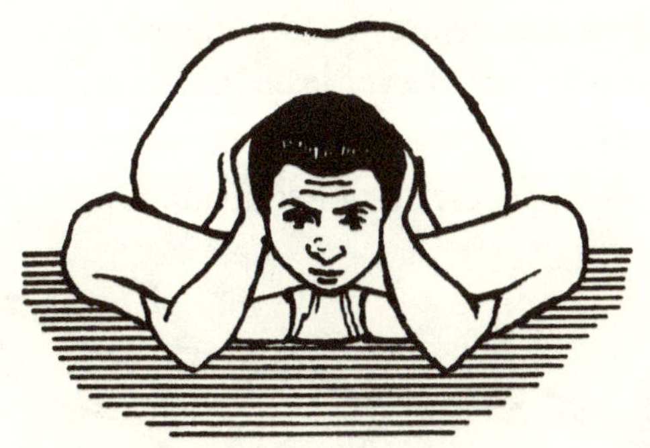

*Kúrmakásana* (de face)
**La tortue** (simple)

**18.** *Sahaja Utkaťásana* (posture simple de la chaise) :

S'asseoir comme sur une chaise (mais sans chaise). Garder les bras tendus comme s'il s'agissait des accoudoirs d'un fauteuil[1].

Durée : 30 secondes.
Pratiquer quatre fois.

[[1] Le buste et les jambes sont en fait légèrement penchés en avant, le dos entraîné par les bras (mais droit). (ndé)]

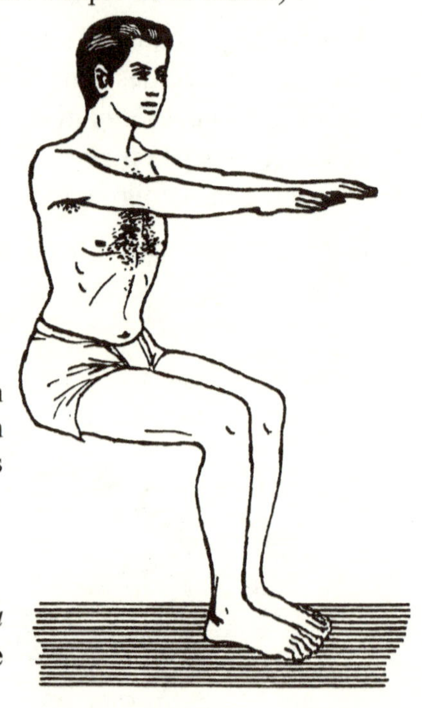

*Sahaja Utkaťásana*
**La chaise simple**

**19.** *Shalabhásana* (posture de la sauterelle) :

S'allonger sur le ventre. Tendre les bras vers l'arrière avec les paumes vers le haut. Lever les jambes et la taille en gardant les poings serrés.

Durée : 30 secondes. Pratiquer quatre fois.

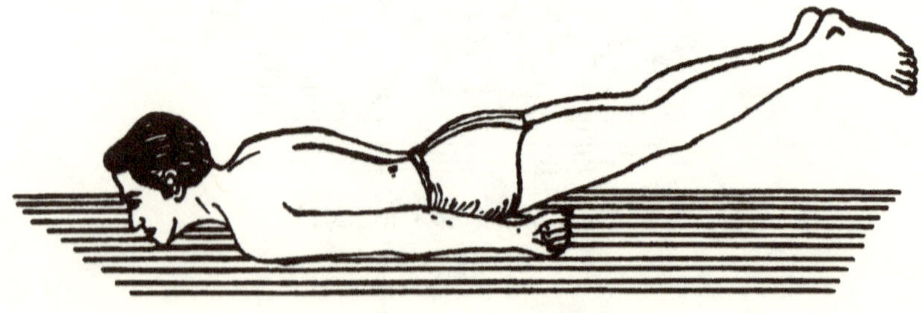

*Shalabhásana* – **la sauterelle**

**20. *Bhujauṇgásana*** (posture du serpent [dite « le cobra »]) :

S'allonger sur le ventre. Appuyé sur les paumes [au niveau des épaules], inspirer en redressant [en douceur] le buste, en courbant la tête en arrière jusqu'à regarder le plafond. Ainsi soulevé, retenir son souffle huit secondes. Abaisser le buste en expirant jusqu'à revenir à la position initiale.

Pratiquer huit fois.

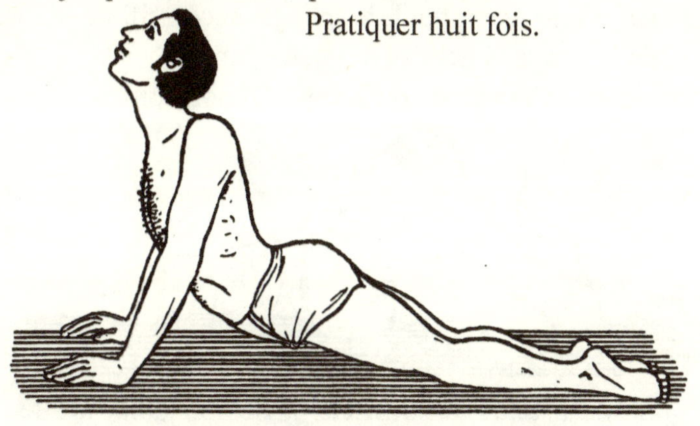

*Bhujauṇgásana* – **le serpent/le cobra**

**21. *Shasháuṇgásana*** (posture du lièvre) :

S'accroupir les genoux au sol et saisir fermement les deux talons.

En expirant, venir toucher le sol avec le sommet de la tête comme en s'inclinant. Le front doit toucher les genoux.

Garder la pose huit secondes, poumons vides. Inspirer en se redressant.

Pratiquer huit fois.

[Cette posture est une alternative à la posture sur la tête qui engendre une trop forte pression sanguine sur les délicats vaisseaux du cerveau. (ndé)]

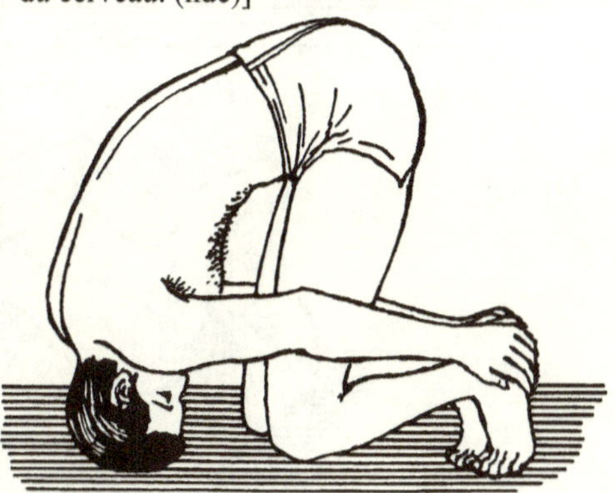

*Shasháuṇgásana* – **le lièvre**

## 22. *Bhastrikásana* (posture du soufflet) :

S'allonger sur le dos. En expirant, replier la jambe droite jusqu'à toucher la poitrine avec la cuisse. Maintenir fermement la jambe des deux mains. Rester ainsi huit secondes poumons vides. Inspirer en revenant à la position initiale. Faire de même avec la jambe gauche, puis avec les deux jambes simultanément. Un cycle comprend le pliage successif de la jambe droite, de la jambe gauche et des deux jambes.

Pratiquer huit cycles, soit 8 x 3 = 24 positions.

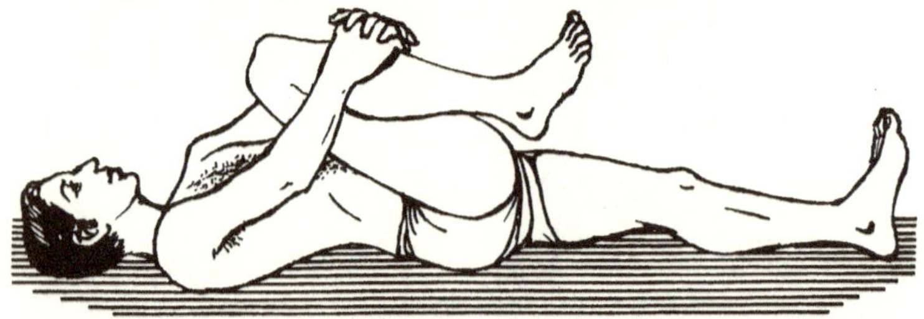

*Bhastrikásana* – **le soufflet**    I) flexion jambe droite

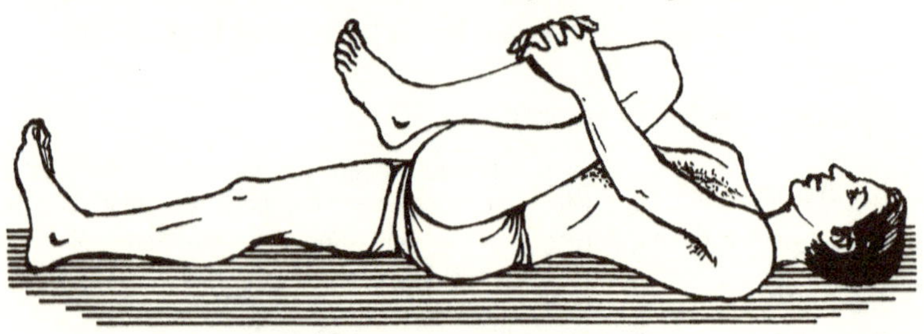

II) flexion jambe gauche

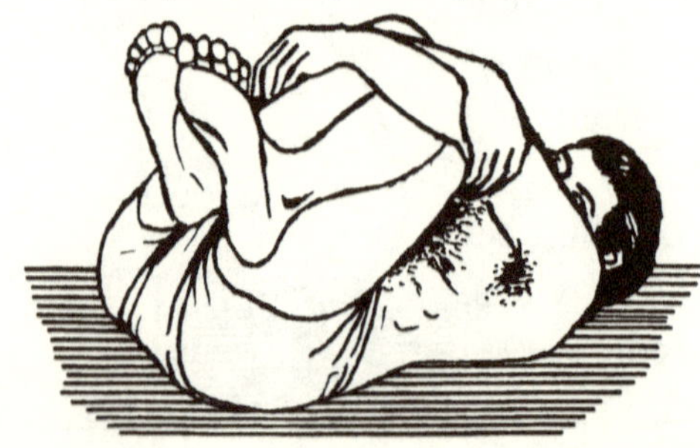

*Bhastrikásana* – **le soufflet**    III) flexion des deux jambes

23. ***Jánu-shirásana*** (la demi-pince ou « tête au genou ») :

[Assis en tailleur] presser le fondement *(múládhára)* avec le talon droit [les femmes le placeront plutôt de façon décalée de sorte à éviter toute stimulation]. Tendre la jambe gauche en avant. En expirant, se pencher jusqu'à toucher le genou gauche du front. Entrelacer fermement tous les doigts et serrer la plante du pied gauche des mains. L'expiration doit être complète lorsque le front touche le genou.

Garder la posture [poumons vides] huit secondes. Relâcher et se redresser en inspirant.

Presser maintenant le fondement *(múládhára)* du talon gauche et répéter le processus à droite.

Un cycle comprend l'inclinaison sur la jambe gauche puis sur la jambe droite. Pratiquer quatre cycles.

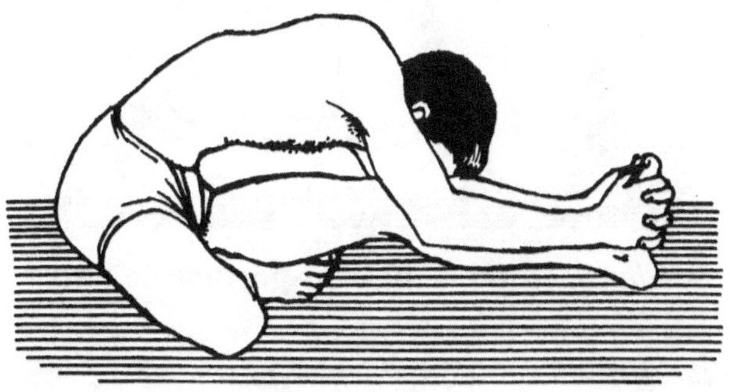

**La demi-pince** ou **tête au genou** I) sur jambe gauche

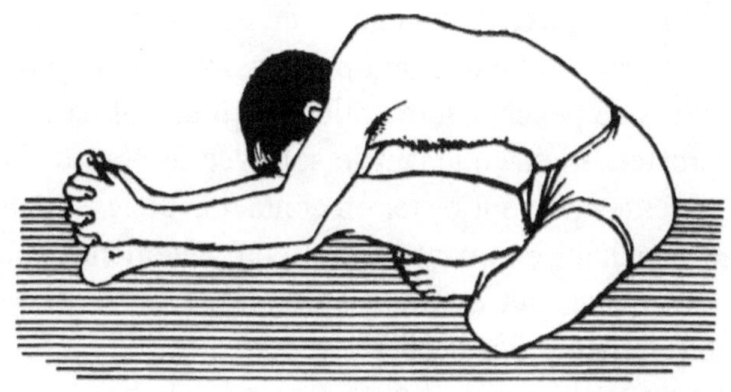

*Jánushirásana* – **la demi-pince** II) sur jambe droite

**24. *Ardha-Shivásana* (semi-posture de Shiva) :**

La seule différence entre cette posture et celle de Shiva *(Shivásana)* [n° 10] est que dans la posture de Shiva, on laisse les jambes au sol une fois les cuisses près des oreilles, tandis que dans cette posture-ci, une fois les genoux à proximité des oreilles on relève [les jambes,] les pieds dirigés vers le haut, comme dans la posture de tous les membres *(sarváuṇgásana)/* la chandelle [n° 1].

Durée : 30 secondes. Pratiquer quatre fois.

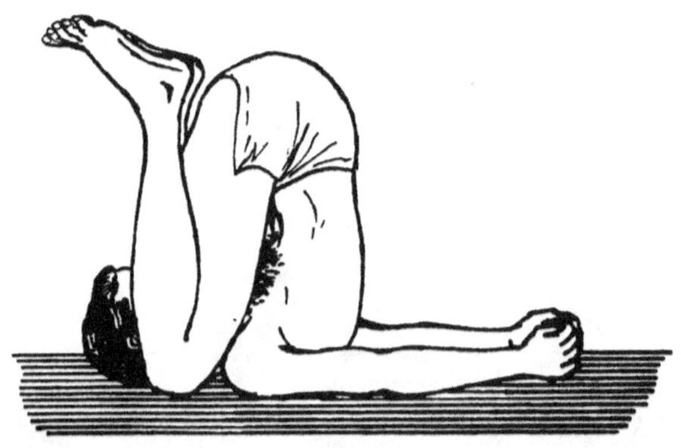

*Ardhashivásana –* **la semi-posture de Shiva**

**25. *Ardha-kurmakásana* ou *diirgha-praṅáma***
    (la semi-posture de la tortue ou la profonde salutation) :

S'accroupir, poser les genoux au sol. Lever les bras au-dessus de la tête les maintenant près des oreilles et joignant les paumes. Puis se pencher tout entier jusqu'au sol dans une posture de prosternation, touchant le sol avec le bout du nez et le front. Les fesses doivent rester en contact avec les talons. Expirer en se penchant en avant. Ayant complètement expiré, [détendu,] rester dans cet état huit secondes. Puis se redresser en inspirant. [Garder le dos droit.]

Pratiquer huit fois.

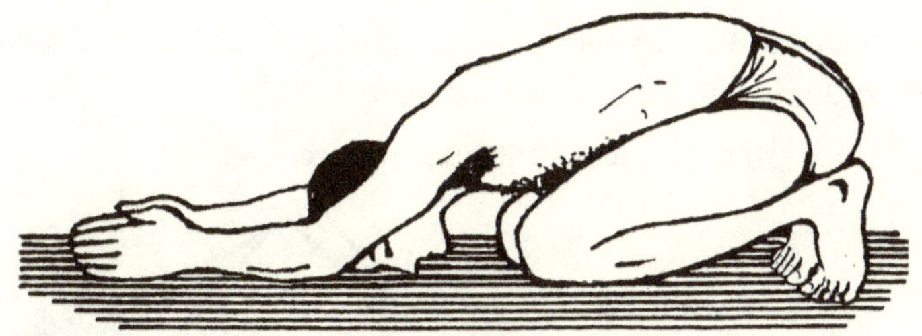

*Diirgha prańáma* ou *ardha-kurmakásana*
**La profonde salutation** ou **semi-tortue**

**26. *Yogásana* ou *yogamudrá*** (posture ou mudrá du yoga) :

S'asseoir en tailleur *(bhojanásana)*. Mettre les mains derrière le dos et tenir le poignet gauche de la main droite. Se pencher en expirant, jusqu'à venir toucher le sol du front et du nez. Garder la pose huit secondes [poumons vides] et se redresser en inspirant. [Dans la mesure du possible, garder le dos droit.] Pratiquer huit fois.

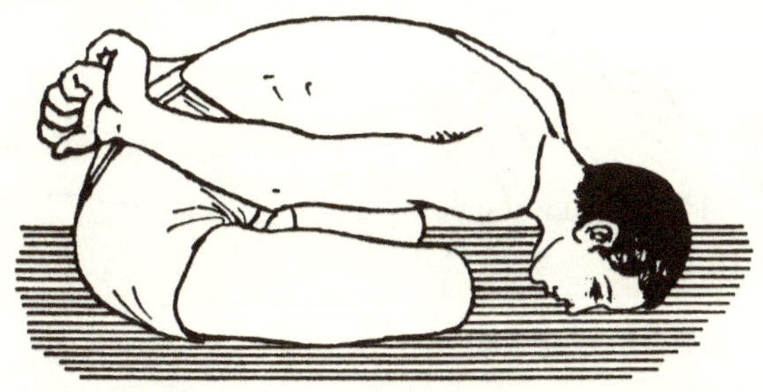

*Yoga mudrâ* ou *yogâsana* – **la posture du yoga**

**27. *Tuládańďásana*** (posture de l'équilibre) :

I) Debout sur le pied gauche, déplacer le pied droit vers l'arrière puis le haut. Se saisir la taille des deux mains, puis baisser le tronc et la tête en avant de manière à ce que la tête, le tronc et la jambe (allongée en arrière) soient parallèles au sol.

II) Debout sur le pied droit, effectuer le même enchaînement en déplaçant cette fois-ci le pied gauche.

Durée : 30 secondes. Pratiquer quatre fois.

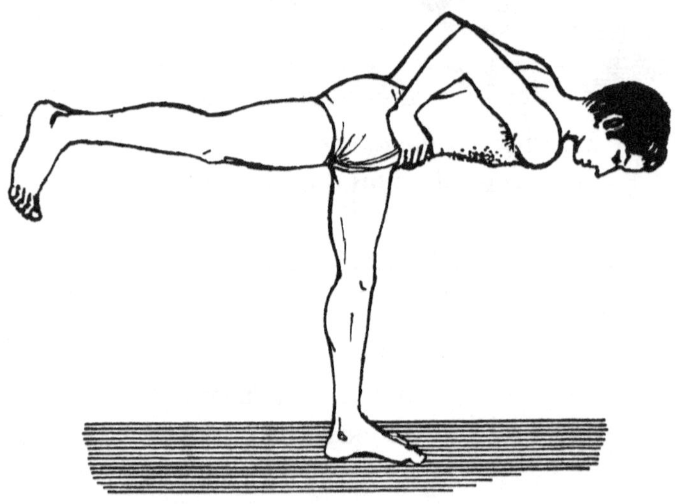

*Tuládańdásana* – **l'équilibre** I) sur jambe gauche

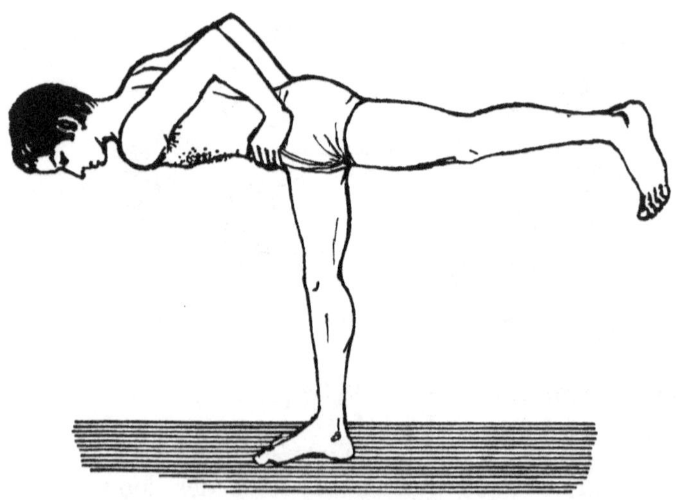

II) sur jambe droite

*Tuládańdásana* – **l'équilibre**

## 28. *Uśtrásana* (posture du chameau) :

S'allonger sur le dos, les bras le long du corps. Lever les jambes de sorte qu'elles forment un angle de 30 degrés avec le sol.

Durée : 30 secondes. Pratiquer quatre fois.

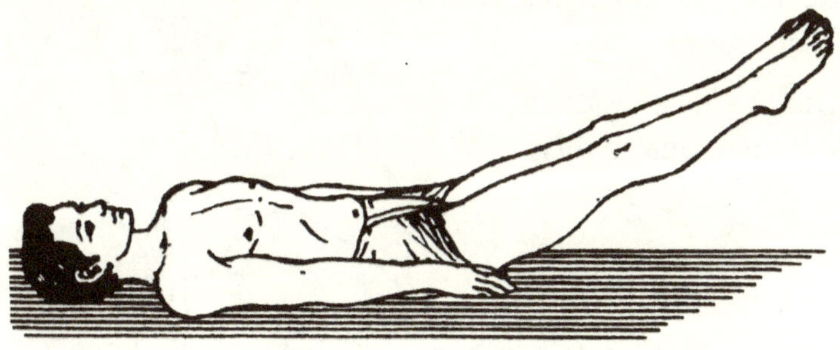

*Uśtrásana* – **le chameau**

## 29. *Utkaśa Kúrmakásana* (posture difficile de la tortue) :

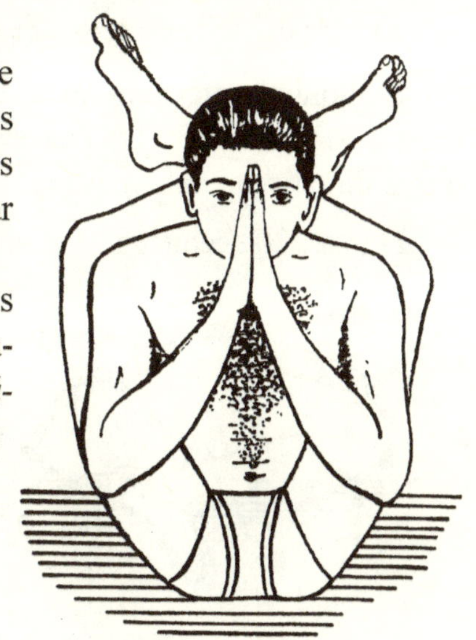

Faire passer la jambe droite par dessus l'épaule droite, puis la jambe gauche par dessus l'épaule gauche et la placer sur la cheville droite.

Joindre fermement les mains devant soi en position de salutation respectueuse *(namaskára)* [p. 23].

Durée : 30 secondes. Pratiquer quatre fois.

*Utkaśa Kúrmakásana*
**La tortue difficile**

**30. *Jaíila Utkaíásana*** (posture difficile de la chaise) :

S'accroupir en reposant tout son poids sur les orteils.

Se tenir la taille, les fesses reposant sur les talons.

Durée : 30 secondes.
Pratiquer quatre fois.

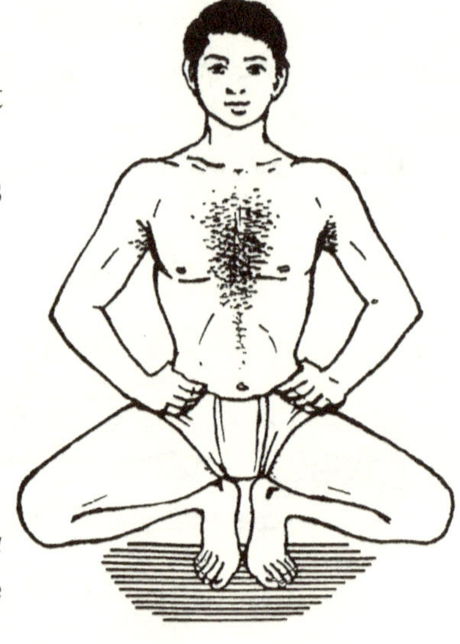

*Jaíila Utkaíásana*
**La chaise difficile**

**31. *Utkaía Vajrásana*** [ou ***shayana vajrásana***]
(posture difficile ou allongée du foudre) :

S'allonger [précautionneusement] dans la posture du foudre *(vajrásana)* [n° 11]. Placer les bras comme dans la posture 2 du poisson *(matsyásana)* [n° 3].

Durée : 30 secondes. Pratiquer trois fois.

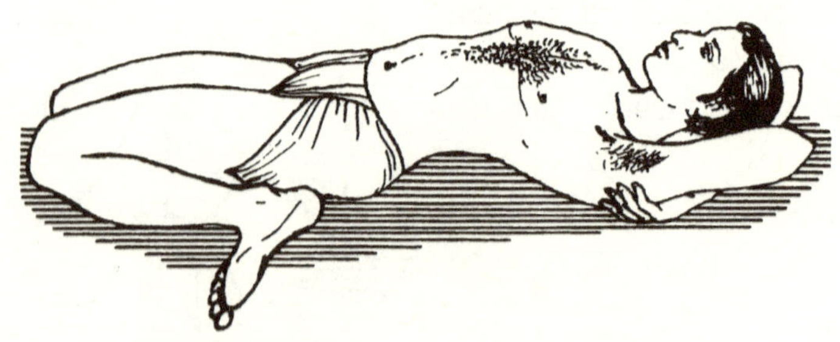

*Utkaía Vajrásana* – **le foudre allongé**

32. ***Pada-hastásana*** (posture des mains aux pieds) :

Debout, le dos droit, lever les bras, les paumes ouvertes.

I) En expirant, faire pendre le bras gauche sur la gauche, en se penchant sur la gauche, pliant le tronc, [comme pour] toucher le pied gauche de la main gauche. Après avoir totalement expiré, garder cette position huit secondes, [poumons vides,] puis se redresser en inspirant, relevant le bras gauche en l'air.

II) Une fois de nouveau parfaitement droit, expirer en penchant le tronc sur la droite et en faisant pendre le bras droit sur la droite [comme pour] toucher le pied droit de la main droite. Après avoir totalement expiré, rester huit secondes poumons vides. Se redresser et relever le bras droit en l'air en inspirant.

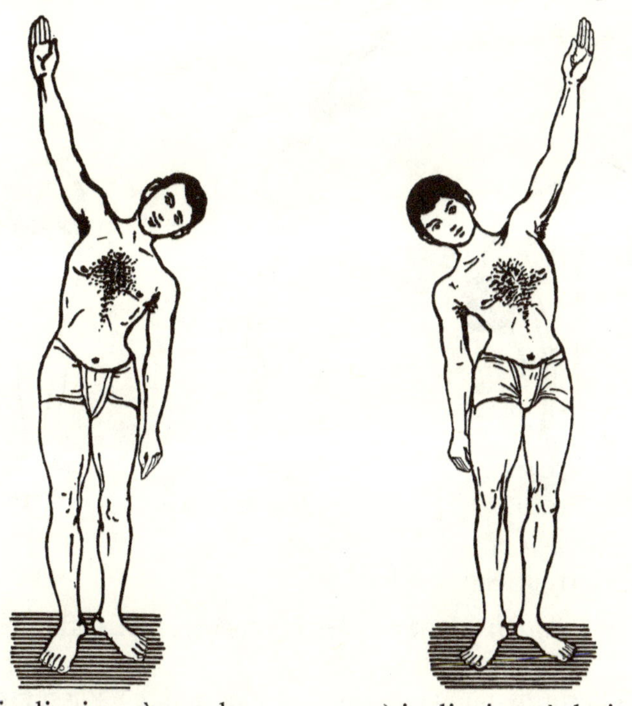

I) inclinaison à gauche          II) inclinaison à droite

*Padahastásana* – **les mains aux pieds** (1^re partie)

III) Expirer en penchant le buste en avant et se saisir des gros orteils [si possible]. Rester huit secondes dans cette position [poumons vides].

IV) Se redresser en inspirant et tendre les bras en arrière. Une fois dans l'incapacité de se pencher plus en arrière, tenir cette position huit secondes, en retenant sa respiration [poumons pleins].

V) Se pencher alors en avant en expirant et, ayant juste touché les gros orteils (c'est-à-dire sans maintenir cette position), redresser le buste et les bras en inspirant.

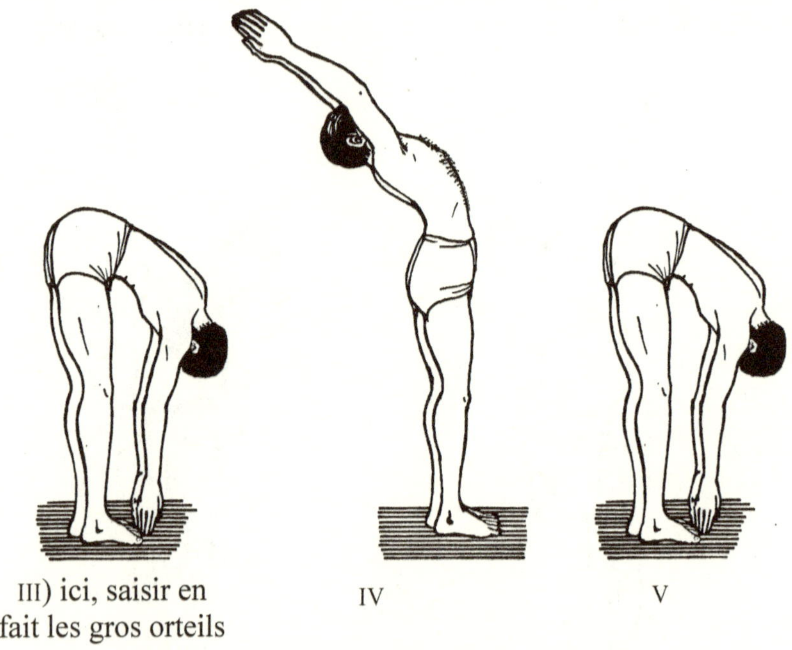

III) ici, saisir en fait les gros orteils

IV

V

*Padahastásana* – **les mains aux pieds** (fin)

Cela forme un cycle. En pratiquer huit, en s'assurant de ne plier aucune partie du corps située sous la taille.

**33. *Shavásana*** (posture du mort) :

S'allonger tranquillement sur le dos et faire le mort. Laisser les bras au sol, écartés du torse, dans un état de parfaite décontraction. Durée : ceux à qui l'on a expressément prescrit cette posture *(shavásana)* la pratiqueront jusqu'à dix minutes.

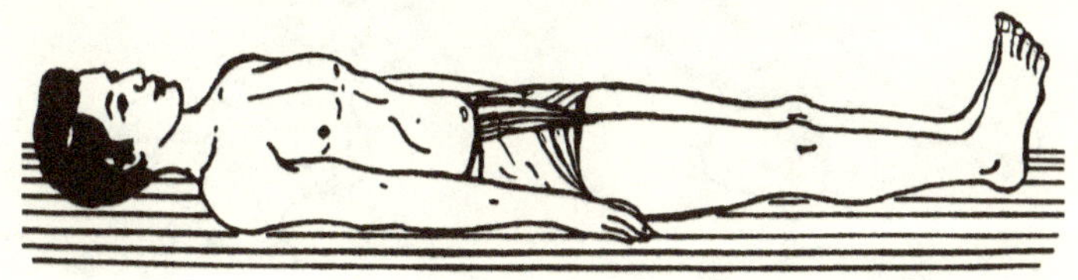

*Shavásana* – **le mort**

**34. *Padmásana*** (posture du lotus) :

Placer le pied droit sur la cuisse gauche et le pied gauche sur la cuisse droite. Fermer la mâchoire, la langue placée à la voûte du palais. Garder cette position aussi longtemps que souhaité. [Dans le demi-lotus, le pied gauche reste en tailleur.]

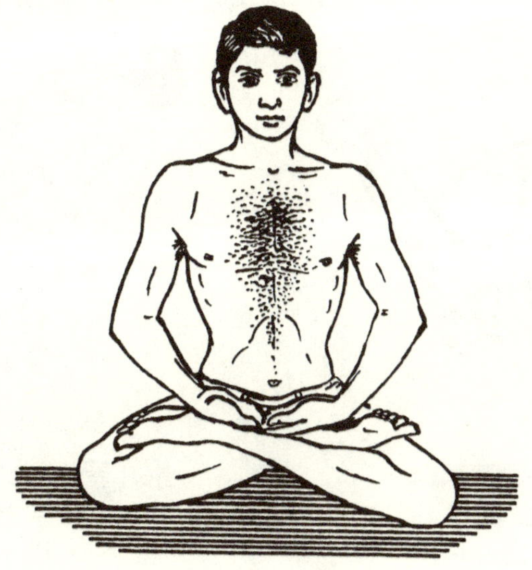

*Padmásana* – **le lotus**

## 35. *Karmásana* (posture de l'action) :

Cette posture comporte deux parties complémentaires : l'une debout, l'autre assise. Effectuer successivement ces deux parties forme un cycle. Pratiquer quatre cycles.

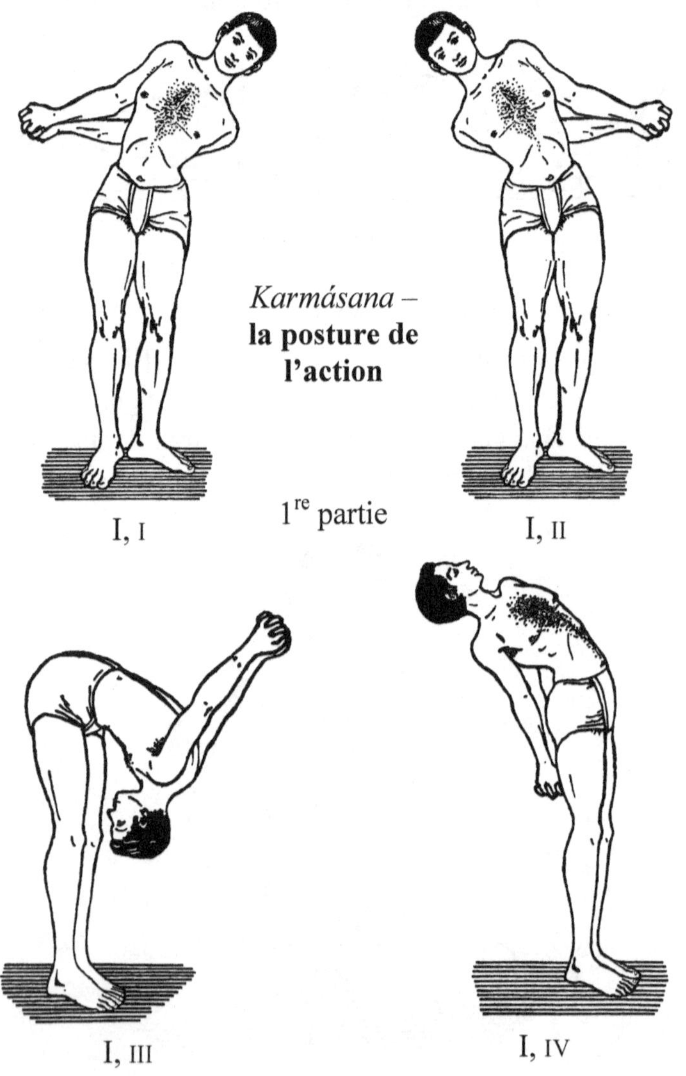

**Première partie** : Se mettre debout en plaçant les deux mains dans le dos. Entrelacer les doigts et serrer les paumes l'une contre l'autre. Gardant immobiles les parties en-dessous du nombril, courber la partie supérieure du corps en quatre directions (comme dans la posture des mains aux pieds *(pada-hastásana)* [n° 32]) :

I) Courber la partie supérieure du corps vers la gauche en expirant et rester huit secondes dans cette position [poumons vides], sans respirer. Revenir à la position initiale en inspirant. (Déplacer les mains entrelacées vers la droite quand le corps se penche à gauche. Garder le bras gauche au contact du dos tant que le buste est incliné [à gauche].)

II) Pratiquer de façon analogue du côté droit (penchant le buste vers la droite, les mains entrelacées se déplaçant cette fois-ci vers la gauche).

III) Se pencher maintenant lentement en avant en expirant. À mesure que l'on s'incline, lever les mains entrelacées. Descendre la tête aussi bas que possible et lever les bras vers le haut avec les mains entrelacées. Les genoux ne doivent pas fléchir. Garder la pose [poumons vides] huit secondes sans inspirer. Revenir à la position de départ en inspirant.

IV) Pencher la partie supérieure du corps en arrière en inspirant. En inclinant le buste, la tête et le cou en arrière, placer les mains entrelacées droit dessous. Rester ainsi huit secondes [poumons pleins], en retenant sa respiration. En expirant, reprendre la position de départ.

**La posture de l'action, deuxième partie** : la première partie de la posture s'effectue debout. Dans la deuxième partie, on s'agenouille accroupi (assis sur les talons, orteils vers l'avant). On répète alors le même exercice que dans la première partie, bougeant le corps dans les quatre directions. La durée et la manière de respirer sont les mêmes que dans la première partie. Dans cette deuxième partie, il faut également garder la partie du corps située sous le nombril, fixe.

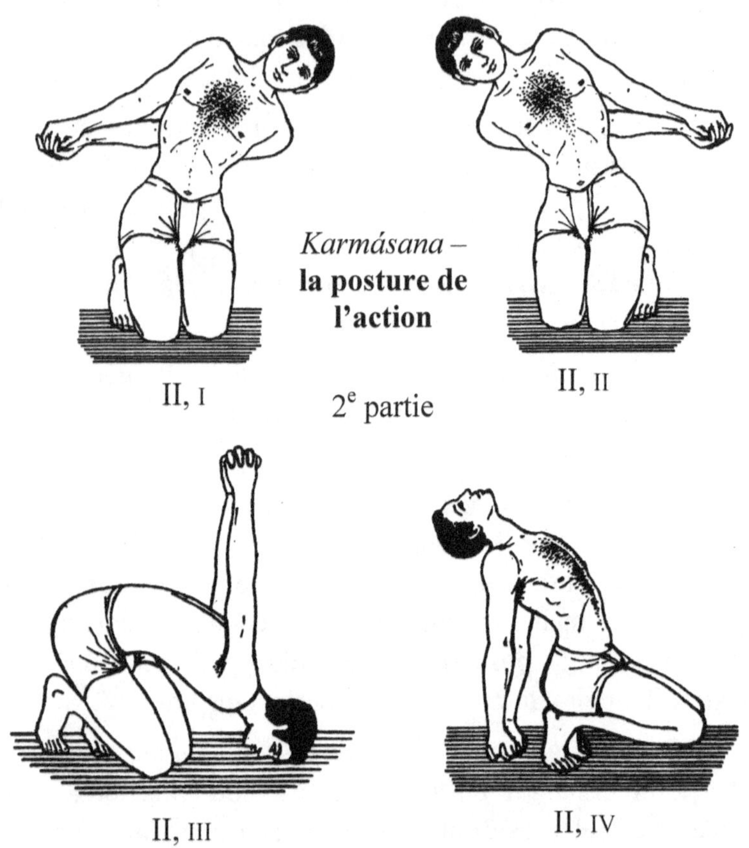



Dans la deuxième partie :

I et II ne diffèrent pas de la première partie, tandis qu'en

III) En se penchant en avant, le nez et le front doivent toucher le sol, et

IV) En inclinant le buste et la tête en arrière, les mains entrelacées doivent effleurer les plantes des pieds et toucher le sol, servant un peu d'appui.

36. ***Jiṇánásana*** (posture de la connaissance) :

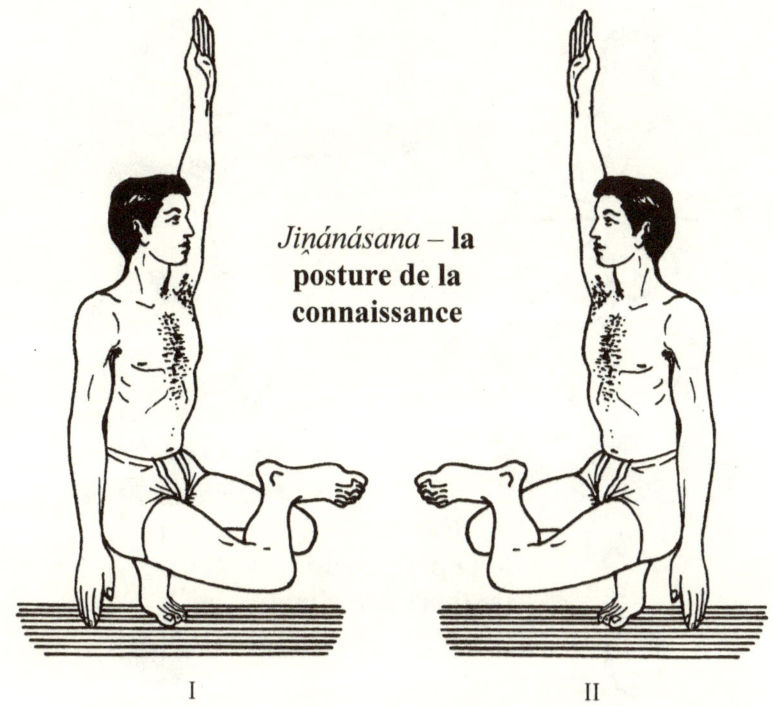



I                                        II

I) S'accroupir. Avancer légèrement le pied droit. Poser la cheville droite sur la cuisse gauche, juste au-dessus du genou, de sorte à former un triangle sur un plan parallèle au sol. Lever le bras gauche qui doit toucher l'oreille, s'équilibrer en touchant le sol des doigts de la main droite. Regarder droit devant soi. Garder la pose 30 secondes.

II) Procéder de la même manière du côté opposé.

I et II forment un cycle, pratiquer quatre cycles.

**37. *Bhávásana*** (posture du sentiment spirituel) :

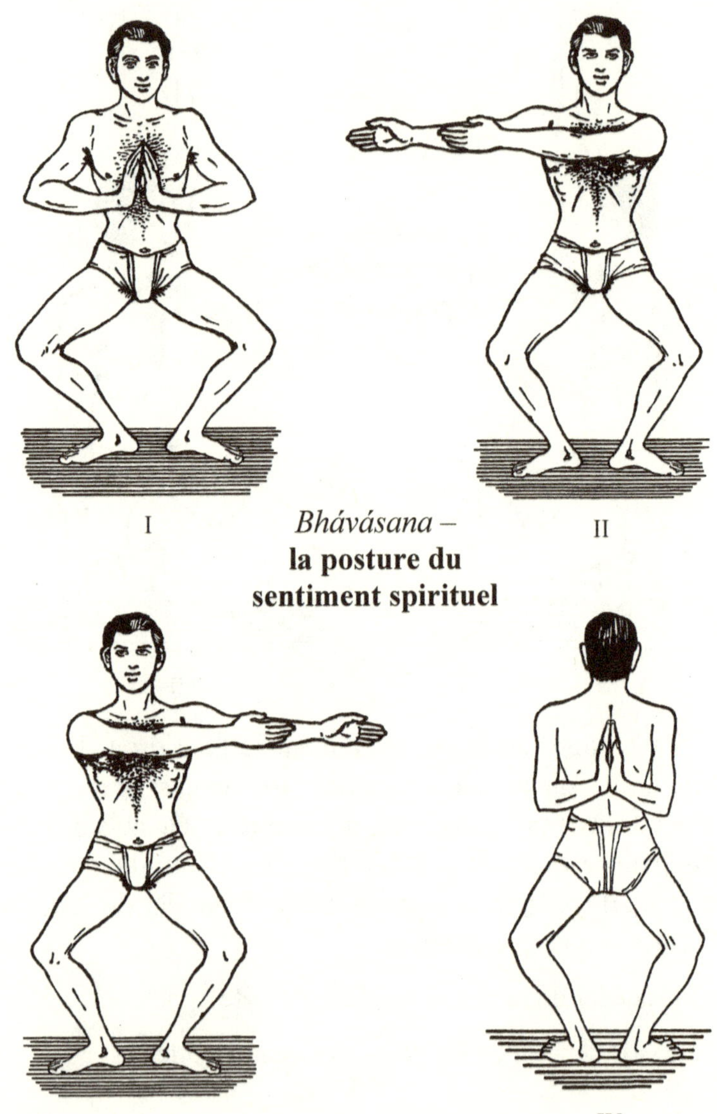

I

*Bhávásana –*
**la posture du
sentiment spirituel**

II

III

IV

## La posture du sentiment spirituel

I) Se placer en posture simple de la chaise *(sahaja utkatá-sana)* [n° 18], mais en gardant les pieds légèrement écartés et pointant dans des directions opposées. Au lieu de tenir les bras parallèles l'un à l'autre, joindre les paumes comme lors d'une salutation respectueuse. Fixer les yeux sur la *trikuti* [entre les sourcils]. Durée : huit secondes.

II) Tendre les deux bras vers la droite, le bras gauche touchant la poitrine et se tendant le plus possible vers la droite, [en fixant les yeux sur la *trikuti*]. Durée : huit secondes.

III) De la même façon, tendre les bras vers la gauche.
Durée : huit secondes.

IV) Mettre les mains derrière le dos et joindre les paumes [toujours en fixant les yeux sur la *trikuti*].
Durée : huit secondes.

Pratiquer cet enchaînement (I, II, III et IV) quatre fois.

**38. *Granthi-muktásana*** (posture d'ouverture des « nœuds »/
des articulations ouvertes) :

I) Debout, prendre la cheville gauche dans la main droite et porter le gros orteil gauche à la narine droite. Lever la main gauche. Durée : huit secondes.

II) De façon inversée, porter le gros orteil droit à la narine gauche.

Cela forme un cycle. Pratiquer quatre cycles.

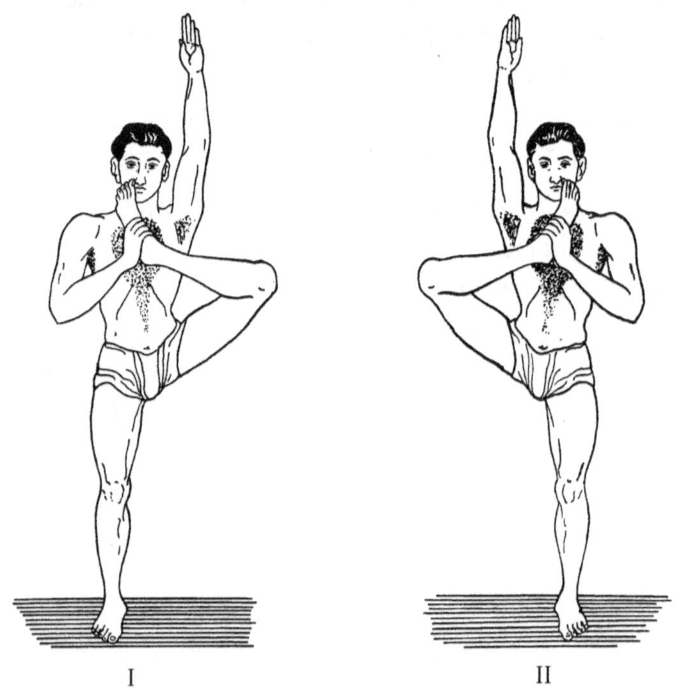


*Granthi-muktásana –*
**l'ouverture des « nœuds[1] »**

---

[1] *Granthi*, signifie aussi glandes et renvoie aux glandes principales des différents *cakras*. *Granthi* désigne aussi les articulations. (ndt)

**39. *Garudásana*** (posture de l'oiseau) :

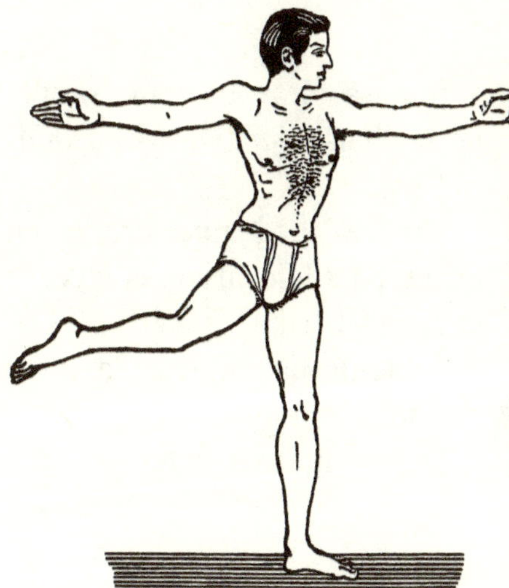

Debout, tendre la jambe droite en arrière aussi loin que possible.

Tendre le bras gauche en avant et le bras droit en arrière, conservant les deux bras parallèles au sol.

Essayer alors de toucher le gros orteil droit avec la main droite (ils ne se toucheront pas).

Ne pas courber du tout le buste mais l'on peut plier légèrement la jambe droite.

*Garudásana* – **l'oiseau**, I

La posture ressemble à celle d'un oiseau en vol.

Durée : 30 secondes

Répéter la posture sur la jambe droite en essayant de toucher le gros orteil gauche de la main gauche.

Ces deux poses forment un cycle.

Pratiquer quatre cycles.

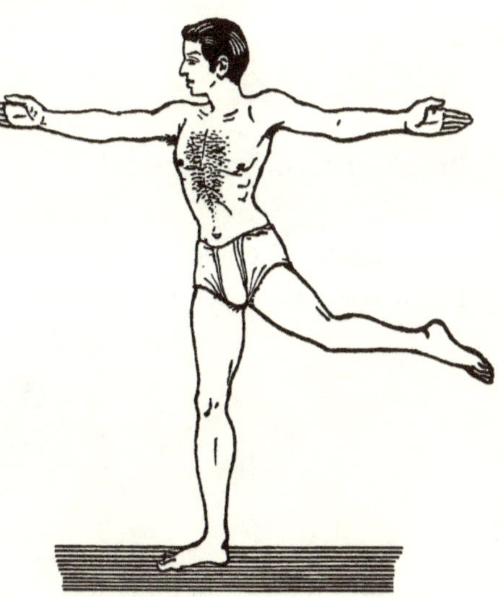

*Garudásana* – **l'oiseau**, II

**40. *Dvi-samakoṅásana*** (posture du double angle droit) :

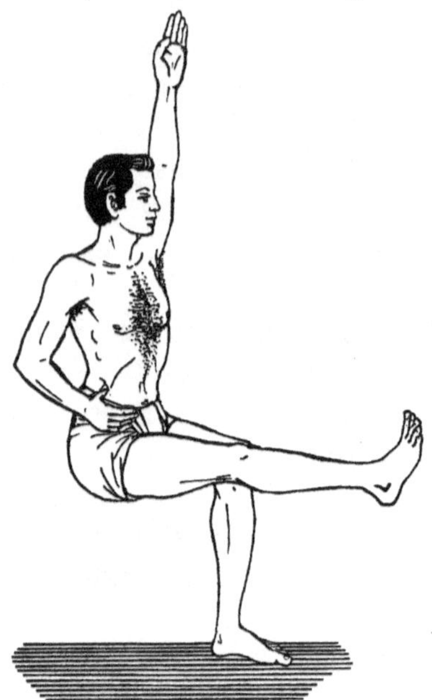

S'« asseoir » en pose simple de la chaise *(sahaja utkaťásana)* [n° 18].

Tendre là jambe droite en avant, parallèle au sol, et lever le bras gauche.

Se tenir la taille de la main droite.

Durée : huit secondes.

*Dvisamakoṅásana –*
**le double angle droit**, I

Procéder de même du côté opposé.
Cela forme un cycle.
Pratiquer quatre cycles.

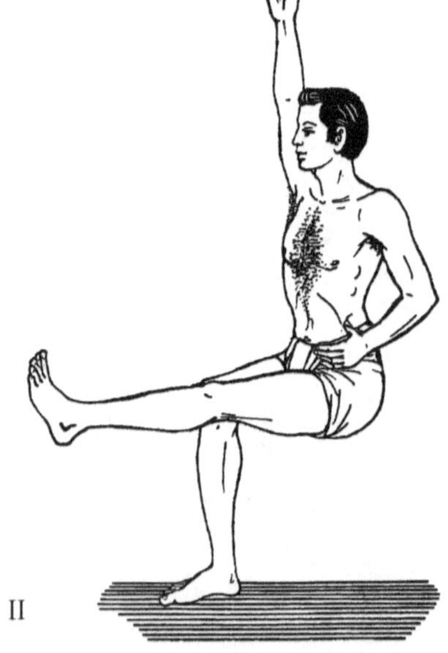

*Dvisamakoṅásana –*
**le double angle droit**, II

### 41. *Tejasásana* (posture de l'énergie) :

Pratiquer la posture de la montagne *(parvatásana)* [(la charrue)] [n° 9] mais se tenir les genoux au lieu de laisser les bras au sol.

Durée : deux minutes. Pratiquer trois fois.

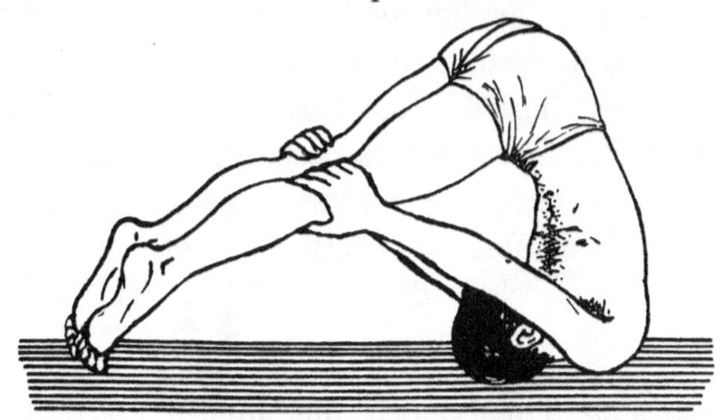

*Tejasásana* – **la posture de l'énergie**

### 42. *Mańdukásana* (posture de la grenouille) :

S'asseoir en lotus *(padmásana)* [n° 34].

Placer les bras sous les cuisses, à côté des genoux, en joignant les mains, paumes au sol.

Lever le corps, le faisant reposer sur les paumes, et faire un petit saut vers l'avant trois fois, puis vers l'arrière, également trois fois.

Cela forme un cycle.

Pratiquer trois cycles.

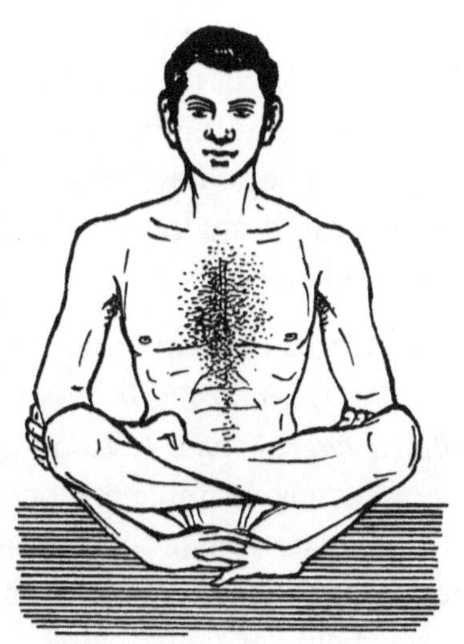

*Mańdukásana* – **la grenouille**

Jamalpur, 1956

## 9. Les *mudrás* [postures idéatives] et *bandhas* [contractions]

Les *mudrás* sont presque identiques aux *ásanas* mais comportent plus de participation mentale. Les mêmes règles que celles des *ásanas* s'appliquent à la pratique des *mudrás*, sauf qu'il n'y a pas de restriction concernant [le passage principal du souffle dans l'une ou l'autre des] narines ; [leur pratique régulière doit, comme pour les postures, être soumise à l'approbation d'un enseignant spirituel *(ácárya)* (sauf les deux p. 125-126)] Le nombre de *mudrás* est, tout comme celui des *ásanas*, important. Nous donnons ici une liste de quelques *mudrás* essentielles (voir aussi les deux p. 125-126).

### 1. **La *mudrá* de l'envol – *uḋḋayana mudrá***

Se tenir debout, placer les mains au-dessus des genoux et se pencher un peu en avant. Expirer lentement jusqu'à ce qu'il n'y ait plus d'air à expirer. Rentrer l'abdomen et le bas-ventre aussi loin que possible, comme pour toucher la colonne vertébrale. Garder la pose huit secondes. Puis, petit à petit, inspirer complètement. Pratiquer huit fois.

[La mudrá de l'envol agenouillée – **upaviśṫa uḋḋayana mudrá** est la mudrá précédente effectuée agenouillé, les fesses sur les plantes des pieds et les mains sur les genoux.]

### 2. **Les trois contractions – *bandha-traya yoga***

**A –** I) *Mahá-mudrá* : Assis, presser le fondement *(múládhára cakra)* avec le talon gauche et étendre la jambe droite vers l'avant. Inspirer profondément en contractant les muscles du sphincter urinaire puis, retenant sa respiration et maintenant le menton pressé contre la poitrine *(jálandhara bandha)*, saisir fermement des deux mains la plante du pied tendu. Rester ainsi 30 secondes. Relâcher les mains, la pression du menton contre le buste *(jálandhara bandha)* et se redresser en expirant.

II) *Mahá-bandha* : Presser le fondement *(múládhára cakra)* avec le talon gauche et le plexus[1] *svádhiśthána* [trois doigts sous le nombril] avec le talon droit. Inspirer et simultanément s'imaginer soulevant les muscles du sphincter urinaire. Presser le menton contre la poitrine *(jálandhara bandha)*, placer les pouces sur la taille et presser les côtés de l'organe génital avec les huit doigts restants. Rester ainsi 30 secondes, puis expirer en relâchant les mains et la pression du menton contre la poitrine *(jálandhara bandha)*.

III) *Mahá-vedha* : Presser le fondement *(múládhára cakra)* avec le talon gauche et le plexus *svádhiśthána* [trois doigts sous le nombril] avec le droit. Contracter fortement les muscles des sphincters anal et urinaire en expirant. Les deux pouces reposent sur la taille. Avec les huit doigts restants, essayer de soulever les sphincters, anal et urinaire. Tout ce temps, garder le menton pressé contre la poitrine *(jálandhara bandha)*. Garder la pose 30 secondes. Inspirer en relâchant les mains, la pression du menton contre la poitrine et les sphincters, anal et urinaire.

**B -** Le talon droit pressé contre le fondement *(múládhára cakra)*, pratiquer de la même manière les trois contractions *(mahá-mudrá, mahá-bandha* et *mahá-vedha)* [inversant la droite et la gauche].

## 3. **La *mudrá* du plexus terranien – *párthivii mudrá***

S'allonger sur le dos. Écarter un peu les bras du corps. Fermer les yeux, et, en se concentrant sur le plexus[1] fondamental [en rapport avec l'élément terre/solide et situé au fondement] *(múládhára cakra)*, inspirer, puis, sans faire de pause, expirer.

Pratiquer sept fois.

---

[1] *Cakra*, c'est-à-dire centre de régulation des énergies du corps. (ndt)

### 4. La *mudrá* du plexus liquidien – *ámbhasii mudrá*

Semblable à la mudrá *párthivii* ([de l'élément terre]) mais se concentrer ici sur le plexus *(cakra) svádhiśthána* [trois doigts sous le nombril et associé à l'élément eau/liquide].

Pratiquer sept fois.

### 5. La *mudrá* du plexus igné – *ágneyii mudrá*

Semblable aux *mudrás parthivii* [de l'élément terre] ou *ámbhasii* [de l'élément eau] mais se concentrer ici sur le point central du plexus igné *(maṅipura cakra)* [deux doigts au-dessus de nombril et associé à l'élément feu/igné/lumineux].

Pratiquer sept fois.

### 6. La *mudrá* du plexus pneumatique – *váyavii mudrá*

Debout, presser les mamelons avec les troisièmes phalanges des majeurs des deux mains. Les doigts restants demeurent dans leur position naturelle d'un côté et de l'autre des majeurs. Puis amener les deux coudes en arrière en inspirant. Expirer après une complète inspiration. Relâcher légèrement les coudes durant l'expiration.

Pratiquer la *mudrá* les yeux fermés, en se concentrant mentalement sur le centre de contrôle du plexus aérien/pneumatique *(anáhata cakra)* [situé au milieu de la poitrine].

Pratiquer sept fois.

### 7. La *mudrá* du plexus éthérique – *ákáshii mudrá*

Pratiquer cette *mudrá* exactement comme celle du plexus pneumatique *(váyavii mudrá)*, mais se concentrer sur le plexus vocal *(vishuddha cakra)* [associé à l'élément espace/éther et situé au niveau de la glande thyroïde]. Pratiquer sept fois.

### 8. La *mudrá* du plexus mental – *mánasii mudrá*

La pratiquer de la même manière que la mudrá *váyavii* [de l'élément air] ou *ákáshii* [de l'élément espace], mais se concentrer sur la *trikuṭi* [point situé au dessus de la racine du nez, entre les sourcils].

On peut aussi pratiquer cette posture idéative allongé sur le dos comme la mudrá *párthivii* [de l'élément terre]. Si on la pratique étendu sur le dos, les mains doivent reposer détendues d'un côté et de l'autre du corps. Pratiquer sept fois.

## 9. La *mudrá* de compression du plexus igné – *agnisára mudrá*

Assis dans la posture *siddha*[1] *(siddhásana)* [n° 12 p. 142], se tenir la taille entre les mains. Expirant, presser la région ombilicale avec les majeurs et la comprimer jusqu'à ce qu'elle « touche » la colonne vertébrale. Rester ainsi un petit moment. Reprendre progressivement la position initiale. Cela constitue une fois. Pratiquer au début trois fois, puis augmenter progressivement jusqu'à dix fois.

## 10. La *mudrá* avec le bec d'oiseau – *kákacaiṇcu mudrá*

S'asseoir en plein-air, de préférence sur la rive d'un étang, face à l'étang. Donner à sa bouche la forme d'un bec, inspirer de l'air en produisant un sifflement et avaler l'air en s'imaginant que l'air tourbillonne à l'intérieur de son ventre. S'assurer qu'un sifflement se produit pendant l'inspiration. L'air s'échappe ensuite du ventre mais ne pas s'en préoccuper.

Pratiquer sept fois.

## 11. La *mudrá* « aux trois têtes » – *trimuṅḍa mudrá*

S'asseoir les deux jambes étendues. Ramener les jambes vers le corps en plaçant les plantes des pieds sur le sol de sorte que les cuisses forment un angle de 15 à 20 degrés avec les mollets. Insérant les deux mains dans cet angle, les faire passer entre les cuisses et les mollets et saisir les coudes opposés. Les

---

[1] Les dames feront cette posture assises en tailleur ou en lotus. (ndt)

deux mains restent au-dessous des genoux. Amener les deux jambes près du tronc et placer le menton entre les genoux.

Durée : trois minutes. Pratiquer quatre fois.

### 12. La *mudrá* [contraction et relaxation anale] – *ashvinii mudrá*

Assis en tailleur *(bhojanásana)*, contracter et immédiatement relâcher le sphincter anal. Pratiquer huit à dix fois.

Cette *mudrá* peut se faire assis dans un étang ou dans une baignoire remplie d'eau.

### 13. La *mudrá* de l'urètre – *vajrolii mudrá*

Pendant la miction, contracter l'urètre *(vajrolii nádii)*, maintenir un certain temps la contraction, puis relâcher.

Pratiquer trois fois. Cet exercice peut se pratiquer si l'urine est claire et son écoulement normal. Après la miction, veiller avec une attention redoublée à bien rincer [l'organe urinaire].

## 10. Le *pránáyáma* [la pratique maîtrisée du souffle]

Le **prâńâyâma**[1] permet la maîtrise des forces ou énergies corporelles, les dix « souffles » : *p: práńa, apána, samána, udána, vyána, nága, kúrma, krkara, devadatta* et *dhanaiṋjaya* dont le nom d'ensemble est *práńáh*. Pour augmenter votre capacité de saisie et de compréhension mentale, vous devez avoir la maîtrise de votre énergie vitale *(práńáh)*. La pratique régulière [du *pránáyáma*] engendre la concentration mentale.

Le *pránáyáma* est destiné aux pratiquants spirituels *(sádhakas)*. Il est préférable pour ceux qui n'ont pas de pratique spirituelle (les non-*sádhakas*) de ne pas prendre le risque de se nuire en pratiquant la maîtrise du souffle *(pránáyáma)*.

Le *pránáyáma* est aussi très bénéfique pour le corps. Certains *pránáyámas* sont ainsi prescrits pour certaines maladies.

---

[1] *Práńa* (souffle, principe vital) + *áyáma* (maîtrise, retenue, allongement). (ndt)

**Nul ne devrait pratiquer la maîtrise du souffle (*práńáyáma*) sans la permission d'un professeur spirituel (*ácárya*).**[1]

1) *Sádhárańa práńáyáma*          enseigné par un *ácárya*

2) *Sahaja práńáyáma*          }

3) *Visheśa práńáyáma*          } enseignés par un *purodhá*[2]

4) *Ántar-práńáyáma*          }

## Méthode générale – *sádhárańa* – de respiration dirigée (*sádhárańa práńáyáma*)

S'asseoir en posture *siddha (siddhásana)* [p. 142], en lotus *(padmásana)* [(p. 157), en demi-lotus] ou en tailleur *(bhojanásana)* ; fermer les yeux. S'abstraire du monde et des éléments selon la méthode enseignée *(bhúta-shuddhi*[3]*)*. Puis, amener toute son attention sur le point prescrit par l'enseignant spirituel *(ácarya)* et l'y maintenir, pratiquant l'*ásana-shuddhi*[4]. Pressant alors son pouce droit sur sa narine droite, inspirer profondément par la narine gauche avec la pensée correspondant à la première syllabe de son *iśta mantra*[5], effectuant la purification/sanctification mentale *(citta-shuddhi)*. Pendant l'inspiration, imaginer que de Dieu infini omniprésent l'énergie vitale infinie pénètre en vous par ce point. Après avoir complètement inspiré, fermer la narine gauche avec les majeur, annulaire et petit doigt et, retirant le pouce de la narine droite, lais-

---

[1] Mal conduite, la pratique du *práńáyáma* n'est pas sans danger, lisez l'article *práńáyáma* du glossaire p. 190. (ndt)

[2] Le *purodhá* est un enseignant de niveau supérieur. (ndt)

[3] *Shuddhi* signifie littéralement « purification », *bhúta* désigne les différents éléments (éther, air, feu, etc.), contrôlés par les chakras inférieurs, et aussi les êtres et les choses. (ndt)

[4] *Ásana* désigne ici le point, le siège mental. (ndt)

[5] Le *mantra* qui conduit l'aspirant à son But spirituel, enseigné dans la première leçon du yoga de l'*Ánanda Márga*. (ndt)

ser l'air s'échapper lentement (imaginer que l'énergie vitale infinie revient par ce point à Dieu infini). Associer à l'expiration la pensée correspondant à la syllabe restante de son *iśṭa-mantra*. Une fois avoir pleinement expiré par la narine droite, inspirer aussi profondément que possible par cette même narine droite. Puis, fermant la narine droite avec le pouce et retirant les autres doigts [de la narine gauche], expirer par la narine gauche. Cela constitue un cycle.

La première semaine, pratiquer trois cycles à chaque fois. Accroître le nombre d'un cycle chaque semaine, jusqu'à atteindre sept cycles.

On peut pratiquer le *práńáyáma* jusqu'à quatre fois [par jour]. Quelqu'un pratiquant le *práńáyáma* deux fois par jour et souhaitant le pratiquer trois fois un jour donné, peut le faire, mais celui qui pratique deux fois par jour ne doit pas monter soudainement à quatre fois, il tomberait physiquement malade. Il est donc souhaitable, au début, de pratiquer deux fois par jour en augmentant d'un cycle par semaine. Cependant, si un jour donné l'on n'effectue pas entièrement les deux séances de *práńáyámas*, on les augmentera en fin de semaine pour compenser, avant d'accroître le nombre de cycles.

Les pratiquants de *práńáyáma* doivent éviter la poussière, la fumée, les environnements malodorants et un labeur excessif. Durant les deux premiers mois de la pratique, consommer une quantité suffisante de produits laitiers aide beaucoup.

### Les *práńáyámas* médicaux

Les *práńáyámas* suivants sont prescrits pour des maladies précises. Ils doivent être enseignés par un professeur spirituel *(ácárya)*. Il est interdit de pratiquer ces *práńáyámas* dans l'heure qui précède ou qui suit le *práńáyáma* lié à la pratique spirituelle. Autant que possible il n'est pas recommandé de pratiquer plus d'un type de *prāńāyáma*.

1) La respiration avec pression pelvienne – **vasti kumbhaka**

S'asseoir dans la posture indiquée par l'enseignant spirituel et inspirer profondément. Appuyer alors sur les deux *nádiis* principaux du scrotum avec le pouce et l'index des deux mains, et expirer lentement. Pratiquer sept fois.

2) La respiration fraiche – **shiitalii kumbhaka**

S'asseoir en lotus *(padmásana)*. Après avoir fermé les deux narines et sorti la langue, inspirer aussi profondément que possible l'air frais du matin, du soir ou de la nuit. Gardant alors les narines et la bouche fermées, retenir sa respiration huit secondes, puis expirer lentement par le nez. Faire cela huit fois de suite. Après cela, masser la zone du corps malade.

Ne pas pratiquer la respiration fraiche *(shiitalii kumbhaka)* pendant l'heure qui précède ou qui suit la pratique du *prāńáyáma* lié à la pratique spirituelle. Dans la mesure du possible, il n'est pas recommandé de pratiquer plus d'un type de *prāńáyáma*.

3) La respiration sonore – **siitkárii kumbhaka**

S'asseoir en lotus *(padmásana)*. Inspirer par le nez et, obturant le nez et la bouche, retenir sa respiration huit secondes. Expirer par la bouche en prononçant « s-s-s » avec la langue.

Ne pas pratiquer la respiration *siitkári* [sonore] pendant l'heure qui précède ou qui suit la pratique du *prāńáyáma* lié à la pratique spirituelle. Dans la mesure du possible, il n'est pas recommandé de pratiquer plus d'un type de *prāńáyáma*.

4) Le prânâyâma pour le cancer – **karkaťa prāńáyáma**
   (uniquement le matin et à midi)

Avant de commencer le *práńáyáma*, fixer son attention au centre de la zone douloureuse, puis y pratiquer le práńáyáma *sádhárańa* [ordinaire].

Explication : Si un mal de dos apparaît pendant la nuit, le matin faire un *práńáyáma* au centre de la zone affectée. En cas de douleur à la cuisse le matin vers dix ou onze heures, le midi, faire un *práńáyáma* focalisé sur le centre de la douleur.

## 5) Le prânâyâma pour l'hémiplégie – **pakśavadha práńáyáma**

Le point où se concentrer est l'articulation ou la glande située entre la région affectée et le cœur, la plus proche de la zone affectée. Puis, lorsque le mal va mieux, passer de ce point à l'articulation ou à la glande voisine, en s'éloignant du cœur. S'il s'agit des bras, on considère comme dernier point de *práńáyáma*, le bout du majeur et s'il s'agit des jambes, le bout du gros orteil (pour les autres parties du corps, la dernière extrémité de la zone malade.)

Après la guérison, l'enseignant spirituel *(ácárya)* vous indiquera les points où vous concentrer qui, selon lui, répondent le mieux aux besoins de votre pratique spirituelle *(sádhaná)*.

Si la maladie se déclare à la fois dans la partie supérieure et dans la partie inférieure des côtés droit et gauche, pratiquer le *práńáyáma* le matin sur l'articulation (ou la glande) qui convient [voir ci-dessus] dans la partie supérieure du corps, et le midi sur l'articulation (ou la glande) de la partie inférieure du corps du côté opposé.

Si la maladie se limite à un côté et touche les parties supérieure et inférieure du corps, pratiquer le *práńáyáma* le matin dans la partie supérieure et le midi dans l'inférieure.

Si l'affection se cantonne à une seule partie du corps, faire les *práńáyámas* du matin et de midi sur un seul point.

Jamalpur, 1965

## Les secrets d'une longue vie

1. Faire suffisamment d'exercice physique (sans excès).
2. Manger quand on a faim.
3. Aller se coucher dès que l'on a sommeil.
4. Être régulier dans ses pratiques spirituelles.
5. Jeûner à intervalles réguliers.
6. Faire le demi-bain *(vyápaka shaoca)* avant la pratique spirituelle *(sádhaná)*, le coucher et les repas.
7. Manger du yaourt et/ou des aliments crus.
8. Se lever à l'aube *(Bráhma muhúrta[1])*.
9. Suivre les Seize Points[2].

### *Saḿ gacchadhvaḿ*
(voir aussi p. 24 et prononciation p. 199)

*Saḿ gacchadhvaḿ   saḿ vadadhvaḿ*
[Allons ensemble, mettons-nous à l'unisson,]
*saḿ vo manáḿsi jánatám !*
[Accordons-nous en esprit,]
*Devá bhágaḿ yathá púrve, saḿjánáná upásate :*
[Comme les sages du passé s'accordaient pour partager.]
*Samánii va ákútih,*
[Unissons notre aspiration,]
*Samáná hrdayáni vah(a),*
[Unissons nos cœurs,]
*Samánam astu vo mano*
[Que d'une seule et même pensée,]
*Yathá vah(a) susahásati.*
[Nous allions d'un parfait ensemble.]

Ainsi s'achève le tome 3 d'*Ánanda Márga Caryácarya*.

Jamalpur, 1965

---

[1] Voir p. 185. (ndt)
[2] Voir p. 101. (ndt)

# Supplément

## Les danses *lalita mármika, kaośikii* et *táńdava*

« Vous savez, la danse *lalita mármika*, que l'on pratique pendant le *kiirtana* [chant d'abandon à Dieu], est une danse purement spirituelle. La danse *kaośikii* elle, est une danse psycho-spirituelle, elle part du niveau psychique pour culminer sur le plan spirituel. Quant à la danse de Shiva *(táńdava),* c'est une danse physico-psycho-spirituelle.

Au cours de la danse *lalita mármika,* les bras sont dirigés vers le haut : « Ô Créateur suprême, tu es mien et je suis tien(e), je suis à toi ! » exprime cette *mudrâ* (car c'est ce que le sanscrit appelle une *mudrâ* [posture idéative]). »[1]

« La danse *lalita mármika* n'exprime qu'amour et dévouement spirituels. Les coudes doivent se situer plus haut que les épaules. Les mains levées manifestent l'esprit d'abandon.

[Dans la danse *táńdava,*] la position horizontale des bras montre la force des bras du danseur. La danse de Shiva manifeste l'esprit de force et de vigueur. Les bras sont tendus, signifiant par là qu'ils sont prêts à combattre la mort. Une main tient un crâne, du feu ou un serpent qui représentent la mort, tandis que l'autre main tient un poignard[2], représentant l'esprit de combat contre la mort.

Dans la danse *kaośikii*, les deux mains que l'on élève et joint expriment : « Je m'efforce maintenant d'établir un lien avec Dieu. » Les deux mains jointes qui se penchent sur la droite manifestent : « Je connais la juste manière de te solliciter [Seigneur]. » L'inclinaison du corps doit être à quarante-cinq degrés. Le mouvement sur la gauche représente : « Je sais comment satisfaire tes demandes. » Le mouvement d'inclinai-

---

[1] 11 mai 1979, Fiesh, Suisse. (ndt)
[2] À droite pour un droitier. (ndt)

son en avant exprime un complet abandon. L'inclinaison en arrière manifeste : « Je suis prêt(e) à faire face à toutes les difficultés pouvant survenir. » Le dernier *tá, tá* [frappé du talon] représente : « Ô Seigneur, je répète ton rythme. »

Ces trois danses sont des danses spirituelles, et en tant que telles sont de nature « idéatives » *(mudraïc).* » [Hanovre, 1979]

« Le *táńdava* et la *kaośikii* sont, en fait, plus des exercices physiques, utiles au corps, que des danses. *Kaośikii* sert de remède à vingt-deux maladies, c'est une panacée. »

[Sambalpur, 1979]

### La danse *lalita mármika*

« Quel est le sens de la danse *lalita mármika ?* Quelle est la position du pied [sa partie en contact avec le sol] ? L'extrémité du gros orteil. Comment désigne-t-on cette partie ? On l'appelle *dhae.* Et la partie antérieure de la plante du pied [(avec les orteils)] ? Elle s'appelle *dhin.* Et le talon ? *Tá.* L'extrémité du gros orteil est la partie « *dhae* » ; vous touchez le sol avec la partie « *dhae* ». Cette partie représente le toucher spirituel, la partie *dhin* représente le toucher psychique et la partie *tá* le toucher physique : « *tá, tá*[1] » : avec le maximum de force, avec le poids maximum du corps. »[2]

« La danse *lalita* fut inventée par Parvatii. »

(Voir à *kiirtana* dans le glossaire)

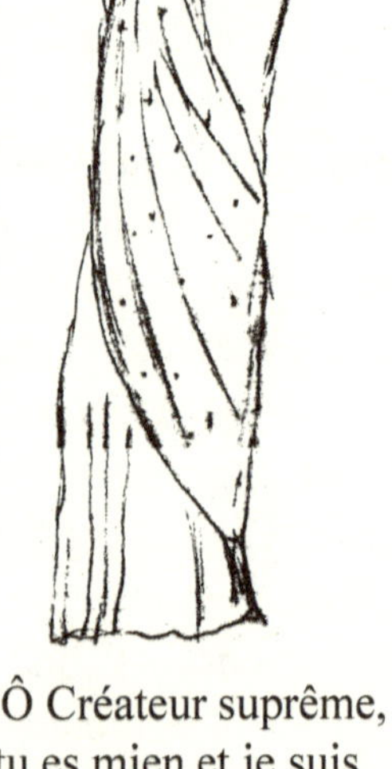

« Ô Créateur suprême, tu es mien et je suis tien(e). Je suis à Toi. »

---

[1] Voir p. suiv. l'utilisation de *dhin* et *tá.* (ndt)
[2] 21 août 1979, Kaohsiung, Taïwan. (ndt)

## La danse *kaośikii*

0. « Je m'efforce maintenant d'établir un lien avec Dieu. »

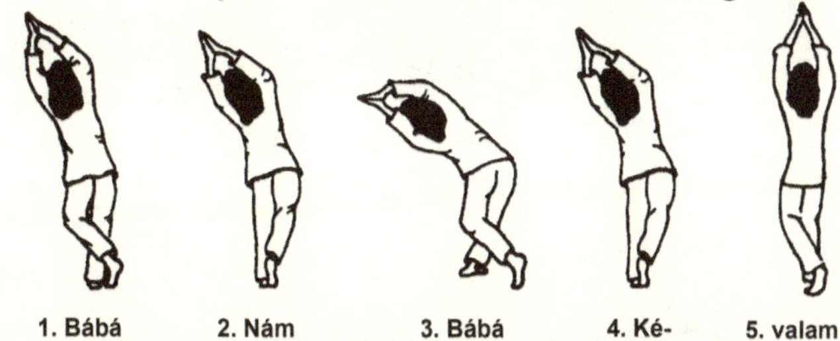


1-5 « Je connais la juste manière de te solliciter Seigneur ! »



1-5 « Je sais comment satisfaire tes demandes. »

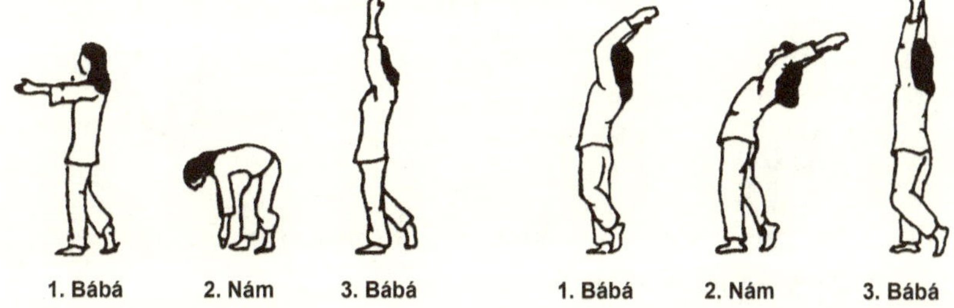


1-3 « Je m'abandonne
complètement à toi ! »

1-3 « Je suis prêt(e) à
faire face à toutes les
difficultés. »

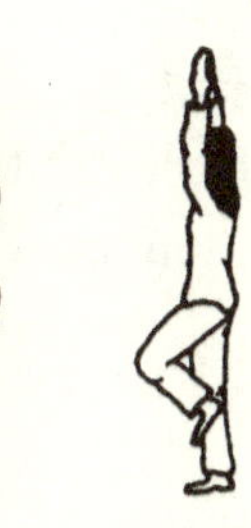


(Le pied frappe le sol
en « *dhin* » sauf à la
fin où il frappe en
« *tá* », « *tá* ».)

4-5 « Seigneur, je répète ton rythme ! »

Le *táńdava* :

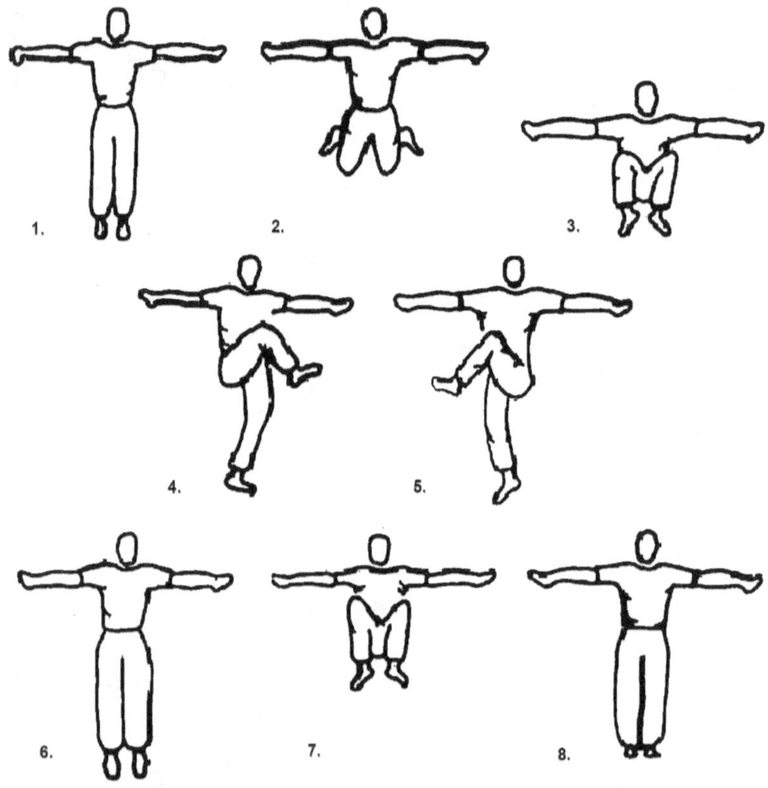

[Pour des raisons physiologiques[1], la danse du *táńdava* ne doit pas être pratiquée par les femmes.]

> « Les bras tendus montrent que le danseur est prêt
> à combattre la mort. Une main tient un crâne, du feu
> ou un serpent symbolisant la mort, l'autre main tient
> un poignard, représentant l'esprit de combat contre
> la mort. »[2]

---

[1] Pour son effet à la fois virilisant et trop sollicitant pour les ligaments de la matrice. (ndt)
[2] Hanovre, 1979. (ndt)

# Glossaire et index (sanscrit et général)

Tous les termes sanscrits *(saṁskrta)* utilisés et traduits dans le texte n'ont pas été inclus dans ce glossaire. Comme en français, les mots sanscrits ont souvent plusieurs sens, nous n'avons généralement donné ici que celui ou ceux qui nous intéressaient dans le contexte de ce livre.

***Ácárya/ácáryá*** : [« celui/celle qui enseigne par sa conduite »] professeur(e) spirituel(le) habilité(e) à transmettre l'initiation ainsi que les leçons de méditation (voir aussi à *Purodhá).*

***Accouchement :*** En 1978, Shrii Shrii Ánandamúrti confia à deux de ses moniales :

> « Ceci était auparavant un secret : que durant l'accouchement, la mère récite son *guru mantra* à son *iśťa cakra*. En faisant ainsi, elle minimise le risque d'hémorragie et permet un accouchement plus sûr. Faites-le savoir à nos pratiquantes. »[1]

***Ádarsha*** : l'idéal spirituel (l'idéologie).

***Akhaṅḍa kiirtana :*** *kiirtana* prolongé qui se danse en parcourant un cercle.

***Amávasyá*** : nouvelle lune.

***ÁMPS****. Ánanda Márga Pracáraka Saṁgha*, la « Société pour la propagation du chemin jusqu'au royaume de la Béatitude » : l'organisation Ánanda Márga.

***Anáhata cakra*** : voir à ***cakra***.

***Ánanda Márga*** : La Voie de la Béatitude divine, le chemin jusqu'au royaume de la Béatitude dit « Voie de la Félicité » ; *Ánanda Márga Pracáraka Saṁgha* (voir à *ÁMPS)* (l'organisation Ánanda Márga).

---

[1] *The Awakening of Women* (recueil des textes de l'auteur).

*Ánanda* : la félicité ou béatitude divine ; Dieu lui-même en tant qu'il est cette béatitude.

*Ásana* : la troisième « ressource » du yoga *aśtáuṇga* (« en huit ressources ») de Patañjali : postures corporelles qui améliorent l'équilibre psycho-physique favorisant ainsi la pratique spirituelle *(sádhaná)*. Voir p. 129 et suivantes.

*Ásana-shuddhi* : voir à **bhúta-shuddhi**.

*Ashoka* : *Saraca indica* L. (syn. *Jonesia Asoka* Roxb. ou *Saraca asoka*) (lire note 5 p. 124).

*Ashoka-śaśthii* et *ashokáśtamii* : voir p. 123.

*Aśta-pásha* : les huit sentiments asservissants imposés (détaillés note 2 p. 18).

*Aśtáuṇga yoga (ashtanga yoga)* : les huit *(aśta)* pratiques physiques, morales et spirituelles de la tradition yoguique permettant d'aboutir à l'union *(yoga)* spirituelle. Voir pages 17 et suivantes.

*Avadhúta/avadhútiká* : littéralement, « celui/celle qui s'est totalement purifié(e) mentalement et spirituellement », un(e) moine/moniale d'un ordre proche de la tradition du tantra shivaïque.

*Ávarta kiirtana* : ce **kiirtana** se pratique le soir, avant le coucher, en se tournant *(ávarta)* dans les six directions (nord, sud, ouest, est, haut, bas). À chaque changement de direction, on associe une intention spirituelle particulière. On commence comme un *kiirtana* ordinaire, on tourne dans le sens des aiguilles d'une montre (quatre fois en tout) et l'on finit par le haut et le bas. Les intentions sont :

    1. « Je suis l'incarnation même de la sincérité »,

    2. « J'ai un amour inné pour Dieu »,

    3. « Je purifie mon esprit dans le feu du dévouement et de l'amour de Dieu »,

    4. « Je surmonte tout obstacle intérieur comme extérieur »,

    Haut : « Seigneur, repose-moi en ton sein »,

Bas : « Ô Seigneur, je t'abandonne tout ».

« Lorsqu'on pratique l'*ávarta kiirtana* après une discussion spirituelle, il est bon de se concentrer au niveau du *sahasrár cakra* [voir à *cakra*] ; sinon, fixez votre esprit sur la *trikuíi*. »[1]

***Avidydá*** : « ignorance » ; désigne *avidyá-máyá* [la Force de l'Illusion], la force d'extériorisation, l'aspect du Principe agissant divin qui conduit à la matérialisation.

***Bábá*** : « Père » ; nom affectueux donné à *Shrii Shrii* Ánanda-múrti.

***Bandha*** : blocage (immobilisation) ; compression ferme et momentanée de certains circuits nerveux.

***Bhojanásana*** : « posture du convive », être assis en tailleur.

***Bhúta-shuddhi, ásana-shuddhi, citta-shuddhi*** : techniques préliminaires à la méditation profonde, permettant de retirer son attention du monde physique et psychique pour la diriger vers Dieu, qu'enseignent les professeurs spirituels *(ácárya)*. Voir p. 173

***Bráhma muhúrta*** : l'heure [précédant l'aube], avant le lever du soleil.

***Brahma*** : Dieu, Entité suprême.

***Buddhitattva***, voir à ***mahat-tattva***.

***Cakra*** (prononcé tchakra) : centre d'énergie psychique. On en compte principalement sept, situés au centre du corps :
1. ***múládhára***, à la base de la colonne vertébrale,
2. ***svádhiśíhána***, au niveau du bas-ventre,
3. ***mańipura***, au niveau du nombril,
4. ***anáhata***, au milieu de la poitrine,
5. ***vishuddha***, à la gorge, au niveau de la thyroïde,
6. ***ájińá***, dans la tête, au niveau de l'entre les sourcils,
7. ***sahasrára***, en haut de la tête.

Les chakras contrôlent les énergies physiques et psychiques.

---

[1] « *Kiirtaner Niyama* » (*Ánanda VacanÁmrtam part 22*).

***Caryácarya*** : « *carya* » signifie « ce qu'il faut faire » et « *acarya* » (*a* privatif) signifie « ce qu'il ne faut pas faire ». « *Caryácarya* » (*carya* + *a-carya*) désigne donc ce qu'il faut faire et ne pas faire dans la vie.

***Citta*** : « ce qui est pensé », substrat mental ou psychisme objet, ou je objectivé.

***Citta-shuddhi*** : voir à ***bhúta-shuddhi.***

**Demi-bain** : décrit p. 115 ; voir aussi à ***vyápaka shaoca***.

***Dháraná*** : littéralement « concentration du flot mental » ; « conception » ; c'est ainsi que le *tattva-dháraná* désigne la concentration sur l'idée des éléments [les concepts de solide, liquide, feu ou lumière, air ou gaz, espace] ; voir aussi point 6 p. 19.

***Dharma*** : spiritualité ; le devoir ; le bien ; etc.

***Dharma-cakra*** : [« cercle spirituel »], réunion spirituelle comprenant une méditation collective (voir p. 24).

***Dhármika*** : adjectif tiré de *dharma* : qui est plein de *dharma/* conforme au *dharma.*

***Dhyána*** : méditation de type contemplation dans laquelle la psyché s'absorbe en l'Esprit. Voir p. 19.

***DMC*** : voir chap. 11 p. 27.

**Emblème** (de l'Ánanda Márga) : voir à *pratiik* (p. 192).

**Engagé semi-laïque** : voir à ***LFT***.

***Grhii/grhinii*** : maître/sse de maison ; qui vit en famille ; s'oppose au moine/moniale.

***Guru mantra*** : « mantra directeur » enseigné dans la deuxième leçon de la pratique spirituelle *(sádhaná)* de l'Ánanda Márga (voir note 1 p. 29).

***Guru pújá*** : ou ***Guru vandaná*** (voir ci-dessous et à ***Varńárghyadána***).

***Guru vandaná*** : hymne d'hommage (p. 74) à Dieu se manifestant en tant que guru, utilisé dans le ***Varńárghyadána*** (voir à ce mot).

***Guru sakásha :*** pratique de type méditatif effectuée au réveil, lire le texte : « Dans la présence du maître » ou s'adresser à un *ácárya*.

**Huile de margosier** *:* (ou margousier *(nim/neem)*) : extraire le jus de margosier en en écrasant ou pilant des feuilles. Pour une dose de jus de margosier, ajouter une demi-dose d'huile de sésame. Mélanger et faire bouillir jusqu'à réduction du mélange à une demi-dose. Arrêter alors l'ébullition. Faire attention à ne pas brûler l'huile.

***Iishvara :*** le Seigneur de l'univers.

***Iishvara praṅidhána*** : abandon de soi total à Dieu, Seigneur de l'univers ; une leçon de méditation de base de la pratique spirituelle *(sádhaná)* de l'Ánanda Márga qui cultive l'abandon total à Dieu Seigneur de l'univers *(Iishvara)* dans la méditation. Voir aussi la note 1 p. 20, et surtout l'entrée ***praṅidhána*** de ce glossaire.

    « L'*Iishvara praṅidhána* consiste à faire de Dieu *(Iishvara)* l'objet suprême de sa pensée, à diriger toute son énergie psychique vers lui. »[1]

***Iśťa*** : desideratum.

***Iśťa mantra*** : le mantra conduisant au *desideratum (iśťa)* spirituel (enseigné par les professeurs spirituels *(ácáryas)*).

***Jágrti*** : littéralement, « lieu d'éveil » ; centre spirituel de l'organisation Ánanda Márga.

***Jánusparsha mudrá*** : voir à ***mudrá*** et/ou la note 1 p. 75.

**Jeûne :** Lire absolument la note 1 p. 87. Notez aussi « Il est recommandé aux patients hypotendus de boire du lait, des jus de fruits, etc. durant les jours de jeûne. » Plus de détails dans *Se Soigner par le yoga, l'hygiène de vie et les remèdes naturels* de l'auteur.

***Jii*** : ajouté à la fin d'un prénom dénote le respect et l'affection.

---

[1] « *Abhedajiṅána and Nirvikalpa Samádhi* » (Tattva Kaomudii 3).

***Kaopiina*** : le slip yoguique (à taille haute et à très fort maintien) dit aussi ***lauṇgotá*** *(langota)*.

***Kaoshikii/Kaośikii :*** voir note 3 p. 27.

***Kiirtana :*** chant méditatif du nom du Seigneur à l'aide d'un *mantra* universel (voir un enseignant spirituel) et généralement dansé (voir la *lalita mármika*, p. 179), exprimant l'esprit d'abandon. Il y a plusieurs types de *kiirtana* pratiqués par les membres de l'Ánanda Márga : ordinaire, ***akhańda***, ***ávarta*** et ***nagar*** (voir dans le corps du glossaire à ces mots).

« Je veux également ajouter que ceux qui souhaitent progresser spirituellement dans leur pratique devront faire de plus en plus de *kiirtana*. La pratique du *kiirtana* purifie votre esprit, et grâce à cet esprit purifié vous pouvez méditer spirituellement. Si vous purifiez votre esprit ne serait-ce que cinq minutes par le *kiirtana* et que vous pratiquez la méditation ne serait-ce que cinq minutes, celle-ci sera très bonne, vous progresserez spirituellement, sous aucun doute. Grâce à ce progrès spirituel, vous vous rapprocherez de plus en plus de l'Esprit, vous serez en contact avec ses ondes mentales. Vous pourrez alors, dirigé par le Nouvel humanisme, rendre encore mieux service aux êtres humains, aux animaux et aux plantes. »[1]

« *Bábá náma kevalam* est un « *siddha mantra*[2] ». Quand vous prononcez la première syllabe *bá*, vous devez ressentir que vous franchissez le seuil d'un monde nouveau et en prononçant la dernière syllabe, *m*, ressentir l'accomplissement du [mantra]. Si vous pratiquez le *kiirtana* avec ce sentiment, vous en ressentirez l'effet en, à peine, deux ou trois minutes. Durant le *kiirtana*, vous devez prononcer le mantra complet dans chaque phrase de la mélodie : *Bábá náma kevalam* et non une

---

[1] « *Spirituality and This Panoramic Universe* », *DMC*, Calcutta, 16 mai 1982.
[2] Le *siddha mantra* est un mantra « activé » par un sage *(siddha)*. (ndt)

simple partie du mantra. [...] Seulement ainsi profiterez-vous pleinement du *kiirtana*. »[1]

***Lauṇgotá*** *(langota)* : voir à **kaopiina**.

**Leçon de méditation** : les différents yogas enseignés comportent plusieurs leçons. Voir à **méditation**.

***LFT*** *(local full-timer)* : engagé semi-laïque à plein temps.

***Mahat-tattva*** (parfois ***mahá-tattva***) **(= buddhitattva)** : le principe mental, fondement de l'individualité psychique, le sentiment de « je suis », dit aussi je existentiel.

***Maṅipura cakra*** : voir **cakra**.

***Mantra*** : (« qui libère l'esprit ») Un mot ou un ensemble de mots qui, pris comme vecteur sonore et sémantique de la méditation spirituelle, conduit à la libération spirituelle.

***Márga guru*** : guide spirituel de l'Ánanda Márga, *Shrii shrii* Ánandamúrti*jii*.

**Méditation** : les leçons de méditation des différents yogas enseignés par l'école Ánanda Márga le sont bénévolement, oralement et individuellement par les professeurs spirituels *(ácáryas)*, qui sont formés et habilités à le faire. Voir aussi p. 19.

***Mudrá*** : posture idéative, voir p. 168 ; geste mystique d'un maître spirituel d'où émane sa bénédiction, voir notes 1 et 2 p. 75.

***Múládhára cakra*** : voir à **cakra**.

***Nádii*** : canal d'énergie ou courant nerveux subtil (voir note 1 p. 115) ; vaisseaux ; nerfs.

***Nagar kiirtana*** : une procession de *kiirtana* dans les rues de la ville *(nagar)*.

***Náma-mantra*** : le mantra « nom » ; une leçon préparatoire de la pratique spirituelle (la *sádhaná*) de l'Ánanda Márga.

***Namaskára*** : salutation, voir chap. 7 (p. 22).

---

[1] « *Bio-Psycho-Spiritual System of Kiirtana* », notes d'un discours de l'auteur.

*Náráyaṅa sevá* : aide, en particulier distribution de nourriture, rendue aux pauvres (littéralement « servir le Seigneur »).

*Oṇm* : le verbe divin, prononcé « on-me » ; Dieu *(Brahma)*.

*Oṇm madhu* : « la douceur *(madhu)* de Dieu *(Brahma)* » *(Oṇm = Brahma)*.

*Oṇm shánti* : « la Paix » *(shánti)* de Dieu *(Oṇm,* autrement dit le Verbe)/Que la Paix soit avec vous.

*Parama Brahma* : Dieu *(Brahma)*, littéralement : « Dieu suprême ».

*Pásha :* littéralement « lien, entrave » ; les *aśṭa-pásha* (voir à ce mot) *;* comprend aussi parfois les *ripus* ; *pásha* désigne aussi parfois les cinquante tendances psychiques de base *(vrttis)*[1].

*Pitr-yajiṇa* : salut aux pères, voir p. 111.

*Prabhát saṁgiit* : un corpus de 5018 poèmes mystiques chantés, écrits et composés par Prabhat Ranjan Sarkar *(Shrii shrii* Ánandamúrti).

*Práṅa* : en sanscrit, énergie, vitalité ; le *váyu* (« souffle » ou force/énergie vitale qui gère des fonctions organiques) qui dirige notamment le souffle ; en langage courant (hindi, bengali) = *práṅáh* (l'ensemble des *váyus*), la vie.

*Práṅáyáma* : méthode de maîtrise de l'énergie vitale par la respiration dirigée. Cette quatrième ressource du yoga « en huit ressources » *(aśṭáuṇga)* décrit par Patañjali constitue l'une des leçons déjà avancées de la pratique spirituelle *(sádhaná)* de l'Ánanda Márga. Voir pages 18 et 172. Nous souhaitons cependant préciser (de façon succincte) :

« Il y a deux principales sortes de *práṅáyáma* : celui du *haṭha yoga* et celui de Yudhiśṭhira. Celui du *haṭha yoga* se pratique sans concentrer son esprit en un point et sans s'imprégner d'une pensée spirituelle, au contraire de celui de Yudhiśṭhira. » Or, « Il faut toujours associer [au *práṅáyáma*]

---

[1] *« To Know Him Is to Be Free from All Fetters »* DMC, New Delhi, 1971.

une contemplation associée à un point *(bindu-dhyána)*. Sans cela, le *práñáyáma* affecte négativement la maîtrise de soi et génère de l'agitation mentale. »

De plus, « Si pendant la période de contraction produite par le *práñáyáma,* l'on se laisse tout simplement aller à l'étalage de sa propre vaine insignifiance au lieu d'utiliser cette force de contraction pour engendrer de façon durable en soi une pensée de Dieu *(brahma-bháva)*, c'est-à-dire si l'on se voue à l'expression de son propre petit moi, on tend progressivement vers le grossier. Même sans pratiquer le *práñáyáma*, si l'on pousse son petit moi avec ardeur vers les plaisirs de ce monde, on fait face au même destin. Le *práñáyáma* est extrêmement nuisible – funeste et dévastateur – pour ceux qui ne sont pas habités par la pensée de Dieu *(brahma-bháva)*. »[1]

Voir aussi à *váyus*.

**Prañidhána** : « Le *prañidhána* consiste à rassembler toutes ses propensions/ses tendances naturelles en un point donné. C'est faire culminer toute la structure du psychisme objectivé du microcosme en un point, puis diriger, de ce point, la résultante vers Dieu. Le *prañidhána*[2] est le mouvement de cette résultante culminant en un point. Telle en est l'interprétation psychologique. Le côté pratique consiste à associer le rythme mental au rythme acoustique [de la pratique récitative]. Si la pratique se limite à un rythme acoustique, on parle de *japakriyá* [« pratique récitative »], tandis que lorsqu'on met son rythme mental en phase avec ce rythme acoustique, il s'agit de *prañidhána*. (…) La simple répétition du *mantra (japakriyá)* est inutile sans parallélisme avec les ondes mentales : c'est le parallélisme entre rythme acoustique et rythme mental qui crée le *prañidhána* [la méditation, l'abstraction en]. L'*Iishvara-pránidhána* [la méditation de base] qu'enseigne

---

[1] De, respectivement, *Yoga Psychology* (recueil), *Nectar de l'Enseignement spirituel, tome 2* et *La Spiritualité de la Kaťha Oupanishad (La Science sacrée des Védas, vol. 2)*, de *Shrii Shrii* Ánandamúrti.

[2] *(Pra – ni – √ DHÁ + lyuť = prañidhána ; prañidhána* est un mot sanscrit).

l'Ánanda Márga n'est pas une simple répétition de *mantra (japakriyá)*, il s'agit de *pranidhána*. Le *pranidhána* est une méditation *(dhyána)* et non une simple récitation *(japa)*. »[1]

(Voir aussi l'entrée **Iishvara-pranidhána** de ce glossaire.)

***Prárambhika yoga*** : un yoga élémentaire (cité p. 15 et suiv.)

***Pratiika*** : symbole, emblème (de l'Ánanda Márga) (p. 73).

Selon l'auteur, chaque membre de l'Ánanda Márga devrait porter cet emblème en pendentif sur l'*anáhata cakra* (du cœur). Dans la mesure où il permet de se rappeler son but spirituel et son idéologie, il aurait suggéré, en 1979 au *jagrti* du 511 Jodhpur Park, Kolkata, d'appeler ce symbole *(pratiika) smarantiika* (*smara* signifie pensée, souvenir (la racine *smr* désigne en sanscrit le fait de se rappeler, de penser à) rapporte *Ac.* Prabuddhánanda *Avt.* qui était présent. (N.d.éd.fr.)

***Pratyáhára*** : recueillement yoguique, retrait de l'esprit de son absorption dans les sens ; c'est la cinquième ressource du yoga *astáunga* (« en huit ressources »).

**Premier *purodhá*** : voir à ***purodhá pramukha***.

***PROUT*** acronyme anglais de l'Utilisation progressiste, la TUP (voir à ce mot), prononcé praote.

***Purodhá :*** un enseignant spirituel de niveau supérieur (voir note 4 p. 14 et aussi p. 20, chap. 4 § 2 et 4).

***Purodhá pramukha*** : le représentant élu des *purodhás*, président du Conseil central des *purodhás* et président de droit de l'association Ánanda Márga, dit Premier *purodhá* (voir p. 70 et 66).

***Púrnimá*** : pleine lune.

***Rájasika*** : stimulant (quand il s'agit de nourriture).

***Ripu :*** voir à ***sad-ripu***.

***Sádhaka*** : pratiquant spirituel.

***Sádhaná*** : littéralement « effort soutenu » : pratique spirituelle ; méditation.

---

[1] « *The Stance of Salvation and How to Attain It* », *DMC*, Tamil Nadu, 1964.

***Sádháraňa yoga*** : yoga de niveau intermédiaire (p. 14 et suiv.)

***Śad-ripu :*** les six tendances ennemies de l'esprit (note 3 p. 18).

***Sadvipra :*** littéralement « celui qui est inspiré par le Vrai ». Dans l'Ánanda Márga, on considère que celui qui est bien établi dans les Seize Points (voir plus loin dans le glosssaire) énoncés p. 101 (une part des Seize Points consiste à suivre les diverses règles de conduite indiquées dans ce recueil) est certainement un *sadvipra*. Lire aussi l'article *sadvipra* dans les « Notes et compléments » du recueil *L'Utilisation progressiste, la Vision de la TUP*.

***Sahaja yoga*** : yoga supérieur (voir p. 14).

***Samádhi*** : absorption du psychisme individuel dans la Psyché divine *(savikalpa samádhi)* ou dans le pur Esprit *(Átman)* *(nirvikalpa samádhi)* ; c'est la huitième ressource du yoga *astáuņga* (« en huit ressources »).

***Saḿgha*** ou ***sangha*** : organisation, assemblée, communauté ; Ánanda Márga Pracáraka Saḿgha (l'organisation Ánanda Márga).

***Saḿskára*** : conséquence psychique d'une action passée qui se concrétise (manifestation réactionnelle) ou qui demeure à l'état de germe.

***Sannyása*** *(sat + nyása = sannyása)* : renoncement.

***Sannyásii*** : celui qui est installé dans le *Sat*, l'Entité immuable ; un moine dans la tradition indienne.

***Satsauņga*** : bonne *(sat)* compagnie.

***Sáttvika*** : conscient ou vertueux, ou qui rend conscient, vertueux ou sensible.

**Secteur** : voir note 3 p. 60.

**Seize Points** : Compendium des pratiques et règles physiques, mentales ou spirituelles que doivent suivre les membres de l'Ánanda Márga, énoncés p. 101 (tome 2).

***Shráddha*** : cérémonie en mémoire d'une personne décédée (généralement lors des funérailles).

**Shuddhi** : purification ; partie de la technique de méditation favorisant le recueillement.

**Shukra** : voir p. 119 et p. 121.

**Slip yoguique** : voir à **kaopiina**.

**Snána mantra** : mantra du bain *(snána)* : p. 111.

**Svádhiśthána cakra** : voir **cakra**.

**Svádhyáya** : l'un des points de la pratique morale yoguique *(yama* et *niyama)* : l'étude et la compréhension des textes et sujets spirituels, voir p. 26 et p. 83.

**Svastika** : de *svasti (su :* « bon » et *asti* : « il est »), formule exclamative par laquelle on souhaite santé et prospérité, et suffixe *ka* qui en fait le symbole mystique représentant la victoire spirituelle, en forme de croix gammée. C'est un très ancien symbole indien (p. 73).

**Támasika** : statique, qui rend obtus.

**Tampons** : « Porter des tampons qui bouchent le vagin lors des règles est nocif[1], les femmes devraient porter une culotte avec des serviettes hygiéniques en coton ou sur un *kaopiina*[2]. »

**Táńdava** : une danse vigoureuse pour les hommes, inventée par Shiva. Elle développe les glandes agissant sur le courage et l'intrépidité. Voir p. 179. La représentation de Shiva la pratiquant *(Shiva Natarája)* est le symbole de l'Esprit animant l'univers, faisant émaner, à leur tour, de chaque objet, des vibrations.

**Táttvika** : un enseignant de la philosophie de base de l'Ánanda Márga ; littéralement : « celui qui connaît les principes (de la

---

[1] *Se Soigner par le yoga, l'hygiène de vie…*de l'auteur (voir p. 205). Le port de tampons (notamment super absorbants) a prouvé être la cause de nombreux cas de syndrome de choc toxique (dont certains fatals ; on pense que certains autres, plus légers, sont sans doute confondus avec une grippe, etc.) La science soupçonne aussi aujourd'hui le port de tampons d'être, car bloquant l'écoulement, l'une des causes de l'endométriose, et en outre que des résidus chimiques dans les tampons pourraient favoriser le cancer et l'infertilité. (ndt)

[2] Un sous-vêtement indien qui comporte plusieurs épaisseurs à l'entrejambe (appelé aussi *lauŋgotá*). (ndt)

philosophie) ». Le *táttvika* est habilité à transmettre l'initiation spirituelle.

**Trikuťí** : point de jonction des trois *(tri)* principaux **náďiis**, entre les sourcils, à l'*ájińá cakra*. Voir à **cakra**.

**Tup** : la Théorie (socio-politique) de l'Utilisation progressiste (acronyme anglais : *PROUT*, prononcé praote), qui vise une société équitable, spirituelle, progressiste et néohumaniste est la philosophie sociale de l'Ánanda Márga. Elle prône l'utilisation rationnelle, maximale et progressiste de toutes les ressources en vue du bien-être de tous les règnes. La TUP est présentée en français dans le recueil de textes *La Vision de la Tup/La Démocratie économique*, éditions Ananda Marga, 2011/2016, ISBN 978-2-907234-05-4, révisé en *L'Utilisation progressiste, pour une nouvelle ère politique*.

**Utilisation progressiste** : voir à **Tup**.

**Varábhaya mudrá** : lire la note 2 p. 75, voir aussi à **mudrá**.

**Varńárghyadána** ou **guru pújá** : offrande [à Dieu] des couleurs de son esprit (voir p. 74 le chant utilisé).

**Váyus** : les souffles ou forces vitales qui contrôlent les fonctions organiques.

> « Le terme générique de ces souffles, internes et « externes », est [aussi] *prána*. On parle des cinq *pránas* [(internes)] ou des dix *pránas*. Dans les textes yoguiques, on appelle *pránáyáma* [la maîtrise du *prána*] le processus par lequel on s'efforce d'avoir la maîtrise de ces énergies vitales. »[1]

**Vidyá** : science, savoir, connaissance ; parfois = *vidyámáyá*, force rapprochant de l'Esprit ou force de spiritualisation : aspect du Principe opérateur divin qui guide les mouvements du grossier (la matière) vers le subtil (l'Esprit).

**Visheśa yoga** : une forme avancée de yoga ; *visheśa* signifie ici supérieur.

**Vishuddha cakra** : voir **cakra**.

---

[1] *Shabda Cayaniká*, vol. 1, chap. 3.

***Vrtti*** : instinct, tendance naturelle, propension mentale ; activité.

***Vyápaka Shaoca :*** « purification générale » : voir le demi-bain p. 115.

***Yama*** et ***niyama*** : les principes moraux et spirituels du yoga (présentés p. 17 (tome 1) et détaillés p. 82 (tome 2)). Lire *Un Guide de conduite humaine – Yama niyama, les principes moraux et spirituels du yoga*, Éditions Ananda Marga, France, 2015, de l'auteur.

***Yoga*** : *Le yoga est l'union de l'âme incarnée avec l'Âme suprême (l'Esprit),* dit le tantra. Voir aussi à ***aśtáuṇga yoga***.

# Transcription du sanscrit et prononciation
## des *mantras*

Nous avons adopté la transcription suivante de l'alphabet sanscrit en caractères latins, choisie par l'auteur[1] :

*a, á, i, ii, u, ú, r, rr, lr, lrr, e, ae, o, ao, aḿ, ah,*

*ka, kha, ga, gha, uṇa,* (consonnes vélaires dites gutturales)

*ca, cha, ja, jha, iṇa,*   (consonnes palatales)

*ṭa, ṭha, ḍa, ḍha, ṅa,* (consonnes rétroflexes[2] dites cérébrales)

*ta, tha, da, dha, na,*   (consonnes dentales)

*pa, pha, ba, bha, ma,* (consonnes labiales)

*ya, ra, la, va,*        (consonnes semi-voyelles[3])

*sha, śa, sa,*      (sifflantes palatale, rétroflexe et dentale)

*ha, kśa.*

le *'* désigne l'élision phonétique du *a*.


**Prononciation** (approximative, précisions ci-dessus) :

Les voyelles sont soit courtes soit longues : *a* court, *á* long, etc., *u* se prononce « ou », *r* voyelle se prononce « ri » ; *e, ae, o, ao* sont longues. Les voyelles longues sont généralement plus appuyées dans les *mantras*, quasiment redoublées pour le a et le i longs, par exemple, dans le *Saḿ gacchadhvam. Ae* se prononce ail ou aé et *ao* aou. Le *ḿ* désigne une nasalisation de la voyelle précédente : *aḿ* devient environ ang(ue).

Le *h* se marque par une expiration, *ś* se prononce ch, les consonnes finales se prononcent et font la liaison avec le mot

---

[1] Elle permet une transcription aisée du bengali (ce qui n'est pas le cas de la transcription occidentale généralement utilisée) et d'un grand nombre de langues de l'Inde de façon simple, n'utilisant que deux signes diacritiques. (ndt)

[2] Ces sons sont émis avec la pointe de la langue recourbée et touchant le palais par son dessous. (ndt)

[3] C'est-à-dire que leur prononciation à l'intérieur d'un mot, change en la voyelle correspondante, par rapport à celle qu'elles ont en début de mot. (ndt)

suivant, le *n* et le *m* se prononcent : *an* devient an(e), *am* am(e). À l'intérieur d'un mot, *v* après une consonne se prononce « ou » *(mádhviir → madhouir)*. *J* se prononce dj, *oṇ* est un o nasalisé. Le *á* est un *a* plus soutenu (allongé). Voir sous les différents *mantras*, le reste de la prononciation.

**Vous pouvez écouter la prononciation des mantras** sur http://anandamarga.free.fr/mantra ou la lire ci-dessous.

**Prononciation du *mantra* de bénédiction**
    *(Rg Véda 1.90.6-8)*

***Oṇm !***     ***Madhu vátá rtáyate,***
Oṇ-m(e) ! Madhou vâtâ ritâyaté,
  ***madhu kśarantu sindhavah,***
  madhou kcharan(e)tou sin(e)dhavah[a],
  ***mádhviir nah santv ośadhiih ;***
  mâdhouïr nah[a] san(e)tvochadhîh[i].
***Madhu naktam utośaso,***
Madhou naktamoutochasso,
  ***madhumat párthivaḿ rajah,***
  madhoumat(e)pârthivang(ue) radjah[a],
  ***madhu dyaor astu nah pitá.***
  madhou diaorastounah[a] pitâ.
***Madhumán no vanaspatir,***
Madhoumân(e)no vanaspatir,
  ***madhumán astu súryah ;***
  Madhoumânastoussouriyah[a]1,
  ***mádhviir gávo bhavantu nah.***
  mâdhouïr gâvo bhavan(e)tounah[a].
***Oṇm madhu, Oṇm madhu, Oṇm madhu !***
Oṇ-m(e) madhou, oṇ-m(e) madhou, oṇ-m(e) madhou !

---

1 Et non « souria » (pour des raisons métriques). (ndt)

Le â ou le î note un a ou un i plus soutenu (allongé) que le a ou le i ordinaire. Il en est de même pour les voyelles soulignées ou redoublées. Entre parenthèses, les voyelles muettes. Le *y* en début de mot se prononce légèrement dj.

### Prononciation du *Saṁ gacchadhvaṁ*

(mantra du *Rgveda (10.191.2 et 4)* (voir p. 24 ou 177)) :

Le *c* se prononce tch, le *y* en début de mot se prononce légèrement dj ; le *s* est toujours dur. Pour le reste voir sous la prononciation du mantra de bénédiction et celle générale.

*Saṁ gacchadhvaṁ saṁ vadadhvaṁ,*
Sang(ue) gatchtchhadouang(ue) Sang(ue) vadadhouang(ue),
  *saṁ vo manáṁsi jánatám,*
  Sang(ue) v<u>o</u> manâmsi djânatâm(e),
*Devá bhágaṁ yathá púrve, saṁjánáná upásate :*
D<u>é</u>vâ bhâgam(e) djathâ p<u>ou</u>rv<u>é</u>, sang(ue)djâ-nânâ oupâssat<u>é</u> :
*Samánii va ákútih samáná hrdayáni vah(a)*
Samânî va âk<u>ou</u>tih samânâ hridayâni vaha,
*Samánam astu vo mano yathá vah(a) susahásati.*
Samânamastou v<u>o</u> man<u>o</u>, djathâ vaha soussahâssati.


Ici, *dans la transcription française*, l'accent circonflexe ou le soulignement note que la prononciation de la voyelle est longue (c'est-à-dire ici, dans le *Rig Veda*, quasiment redoublée). Les parenthèses signalent les voyelles quasiment muettes.

**Prononciation du *Guru vandaná*** (le *guru pûjâ*) (p. 74) :

*y* en début de mot se prononce dj, *c* se prononce tche, plus voir les paragraphes précédents. Ici, *jiṇ (jñ)* se prononce dîa (autrement dit dîa où le *î* représenterait un i nasalisé) : il s'agit de la prononciation de l'*Atharva Véda* ; et *kś* se prononce kkh.

*Akhańda-mańdalákáram*
Akhań(e)da-mań(e)dalâakârang(ue)
*Vyáptam yena carácaram,*
Vyâptang(ue) dj**é**na tcharâ-tcharam(e),
*Tatpadam darshitam yena*
Tat(e)padan(e) darshitang(ue) dj**é**na
*Tasmae shrii-gurave namah.*
Tasm**aill**(e) shrii-gourav**é** namah.

*Ajiṇána-timirándhasya*
Adîâna timirân-n(e)dhassya
*Jiṇánáiṇjana-shalákayá,*
Dîânân(e)djana-chalâkayâ,
*Cak(ś)ur unmiilitam yena*
Tchackhouroun(e)miilitang(ue) dj**é**na
*Tasmae shrii-gurave namah.*
Tasm**aill**(e) shrii-gourav**é** namah.

*Gurur Brahmá, gurur Viśńuh*
Gourour Brahmâ gourour Vichńou
*Gurur devo Maheshvarah,*
Gourour d**é**v**o** Mah**é**chouarah,
*Gurur eva Param Brahma*
Gourour**é**va param(e) Brahma
*Tasmae shrii-gurave namah.*
Tasm**aill**(e) shrii-gourav**é** namah.

Rappelons que le doublement, le (double) soulignement et l'accent circonflexe désignent l'allongement de la voyelle.

# Notes éditoriales

Toute mise en crochet dans le courant du texte est une extrapolation faite par les traducteurs ou les éditeurs.

Les mots indiens entre parenthèses désignent un ou des mots originaux de l'auteur.

Les dates mentionnent la date de création du chapitre, un certain nombre de chapitres ont été complétés après cette date.

Abréviations :

Chap. : chapitre.
Ex. : exemple.
Ndt désigne une note du traducteur français.
Ndé désigne une note de l'éditeur français.
Ndéi désigne une note du traducteur ou de l'éditeur (indien) de l'édition anglophone.
Suiv. : suivant(s) ou suivante(s).

À propos du tome 1, l'éditeur de ce tome en anglais précise :

« L'auteur écrivit ce code social en 1956, peu après la fondation de la mission *Ánanda Márga*. Dans les années 60, 70 et 80, visant au mieux l'intérêt des disciples de la Voie *(Márga)*, il y rajouta des directives. Le nouveau contenu fut publié parfois dans une édition bengalie, parfois dans une édition hindi, parfois dans une édition anglaise. C'est ainsi que de légères différences de contenu apparurent entre les différentes versions.

Dans un souci d'uniformisation et de précision dans toutes les langues, l'Assemblée centrale d'*Ánanda Márga Pracáraka Saṁgha* vota la résolution de publier en bengali, hindi et anglais, des versions identiques de *Caryácarya tome 1*, débarrassées de toute erreur, de sorte que ces versions – le bengali étant la version de référence – servent de base à la traduction en d'autres langues[1].

Les 3 et 4 juin 1995, l'Assemblée centrale fit donc une comparaison complète des éditions précédentes du livre dans les trois langues et se mit unanimement d'accord sur un manuscrit modèle conciliant ces différentes éditions. Trois membres de l'Assemblée furent ensuite autorisés à préparer l'ébauche finale destinée à la publication : *Ác.* Shambhúshivánanda *Avt.* pour l'anglais, *Ác.* Praṅavánanda *Avt.* pour le hindi, et *Ác.* Vijayánanda *Avt.* pour le bengali. Ce tome 1 d'*Ánanda Márga Caryácarya* est le résultat, dans sa version anglaise, de cet effort d'ensemble. Nous espérons qu'il servira l'intention de l'auteur d'offrir à la société un ensemble de directives et d'aider chacun dans la conduite de cérémonies spirituelles et sociales dans son foyer.

La « recommandation finale » qui suit le dernier chapitre du tome 1 fut écrite par l'auteur dans un document manuscrit qui existe toujours. Elle servit de conclusion à la ou les deux première(s) édition(s) en bengali, hindi et anglais. Dans tous les cas, elle n'apparaissait cependant pas intégralement. Dans la présente édition, ces paroles apparaissent pour la première fois en entier. »

---

[1] « L'édition bengalie de *Caryácarya 1, 2 et 3* doit être mise à jour et s'harmoniser avec la dernière édition anglaise. Par la suite, [*Caryácarya*] sera traduit en anglais, hindi et autres langues à partir de l'original bengali pour éviter les erreurs des traductions antérieures. » (Résolutions de l'Assemblée centrale, 3/1/1991, Calcutta) « Une nouvelle édition de *Caryácarya tome 1* doit être publiée au plus tôt. Il faudra faire un examen approfondi des versions hindi, bengalie et anglaise pour s'assurer qu'elles sont justes et concordent. » (Résolutions de l'Assemblée centrale, 31/5/1995, Ánanda Nagar)

# Adresses

Sur Internet :  http://www.anandamarga.fr
http://anandamarga.free.fr
https://ananda-marga.monsite-orange.fr
http://www.anandamarga.eu (anglais)
https://www.anandamarga.org (anglais)

Pour une rencontre ou un renseignement :

En **France**, écrire à : Ánanda Márga Pracáraka Saṁgha, chez M. Botrel, 1 rue André Chénier, 91000 Évry ou par mél à o.caujolle@laposte.net ou anandamarga@free.fr ou neohumanismo@yahoo.es

En **Europe** : Ánanda Márga Pracáraka Saṁgha, Weisenauer Weg 4, D-55129 Mainz, Allemagne, tél : 00 - 49 6131-834262 mél : sosberlin@anandamarga.eu
   ou europe@anandamarga.org
https://www.anandamarga.eu

En **Afrique** : Ananda Marga est présente au Burkina Faso, au Cameroun, au Congo, en Côte d'Ivoire, au Togo ainsi que dans de nombreux autres pays d'Afrique et d'ailleurs. Pour avoir la visite d'un enseignant dans votre ville, contactez un centre d'Ananda Marga :
**Burkina Faso :** Ananda Marga
01BP 3665 Ouagadougou 01, Burkina Faso
Tél: 00 226 25375592 / 70255808
Mél: amurtbf@gmail.com
Etc.

**Île Maurice** : ravirambujoo@intnet.mu tél. 00230 6179709

**Madagascar** : Tananarive :

Mél : somiirserge@gmail.com, tél : 00 261 330774652.

**Haïti :** Ananda Marga, Inobert Pierre 12, Rue E. Guello, Fond des Blancs, Haiti, WI 8312
Mél : inobert@yahoo.fr          Tél: +509 42 93 65 17
Mél : demeter@desprihaiti.org
Ananda Marga/Amurtel, Rue Garnier, Impasse Dumond 10a, Bourdon, Port au Prince, Haïti. Tél. 00 509 38132828

**Canada** : Ananda Marga Master Unit Canada
323 Rang St-Louis, St-André-Avellin (Québec)
J0V1W0  Canada, tél (port.) : 00 1 613 322 6663
Montréal : tél (port.) : 00 1 514-806-4426
mél : dayashiilananda@gmail.com

**États-Unis** :
Ananda Marga Center, 149-02 Melbourne Avenue,
Flushing, New-york 11367 (USA)
tél : (00-1-)718-8981603
mél : sosny@anandamarga.us,
http://ampsnys.org

Etc.


Éditions Ananda Marga, 153 avenue Joffre, Perpignan, France

# Les ouvrages à lire

Il y a bien sûr *Les Seize Points*, écrit par des membres de l'Ánanda Márga, il détaille et explique le mode de vie recommandé.

Les nombreux ouvrages de *shrii shrii* Ánandamúrti, qui expliquent les idées et les textes – les tantras, les oupanishads, les textes de la tradition *bhakti*, le *vedánta*, la mythologie, les épopées, etc. – et en extraient leur essence spirituelle tout en guidant spirituellement l'aspirant. *Shrii shrii* Ánandamúrti a aussi écrit sous son nom civil de nombreux livres sur des sujets plus temporels (voir la page suivante).

Nous avons en français la série[1] ci-dessous comprenant notamment :

- *Sublime Spiritualité, la philosophie mystique du yoga*

Une présentation des bases ontologiques et cosmologiques dans la philosophie indienne ainsi que des textes de la tradition de la *bhakti*,

suivie de volumes commentant les Oupanishads majeures, commentaires dont les éditions françaises comprennent la traduction française directe du texte sanscrit de l'oupanishad cité et expliqué par l'auteur :

- *La Science sacrée des Védas (vol. I)*

*(Îshâ, Prashna, Muńdaka, Páshupata Brahma, Kaevalya, Nrsimha Tápaniiya[2] Oupanishads)*

- *La Spiritualité de la Katha Oupanishad*

---

[1] La série *Subháśita Samgraha*, qui a au moins vingt-six volumes en bengali et qui est aussi reprise dans la série intitulée *La Philosophie et l'Idéal de vie de l'Ánanda Márga*. (ndt)

[2] Une « version » élargie de la *Máńdúkya* Upanishad. (ndt)

*- L'Enseignement philosophique et spirituel de la Shwetâshwatara Oupanishad*

- etc.

Ainsi qu'une série de courts ouvrages commentant des versets phares de la tradition spirituelle de l'Inde[1] :

*Nectar de l'Enseignement spirituel,* tomes 1, 2, 3, etc.

Un court ouvrage expliquant la morale yoguique : *Un Guide de conduite humaine – yama niyama, les principes moraux et spirituels du yoga.*

*La Philosophie de l'Ánanda Márga – le Chemin jusqu'au Royaume de la Béatitude, récapitulation, vol. 1* traduit du texte bengali original, qui présente les bases philosophiques notamment ontologiques et cosmologiques.

Et un recueil de textes généraux mais surtout spirituels : *Une Promenade spirituelle en ce monde.*

En préparation également :

- *Namah Shiváya Shántáya (Mes hommages ô Shiva le tranquille),* une somme sur Shiva, présentation de
  - l'aspect historique (incluant les courants religieux jusqu'à aujourd'hui),
  - les versets phares de l'enseignement de Shiva,
  - son rapport aux courants traditionnels philosophiques indiens et
  - les hymnes traditionnels à Shiva.

- *Namámi Krśńa Sundaram (Je salue la Splendeur de Krishna)* un ouvrage sur la vie et l'enseignement de Krishna notamment au regard des écoles indiennes de philosophie.

---

[1] Trente-quatre tomes de cette série sont disponibles dans les langues indiennes. (ndt)

- *Ánanda Sútram*, un précis philosophique résumant en cinq chapitres d'aphorismes sanscrits commentés l'essentiel de la philosophie spirituelle et sociale de l'auteur.

Philosophe, historien des religions, maître de yoga et philologue, *Shrii shrii* Ánandamúrti a en effet également écrit sous son nom civil Prabhat Ranjan Sarkar de nombreux ouvrages de philosophie politique et sociale. Il est notamment l'auteur de la théorie socio-politique de l'Utilisation progressiste, la Tup, connue en anglais sous le nom, prononcé praote, de *PROUT*, qui propose une alternative politique (voir au glossaire à Tup), et de l'essai *Libérer l'intelligence, pour un Nouvel Humanisme* – ainsi qu'une encyclopédie, un dictionnaire et plusieurs ouvrages de philologie en bengali, etc. ; soit,

en supplément à ceux déjà mentionnés ci-dessus :

**Histoire de la spiritualité :**
*Discourses on Mahábhárata*

**Philosophie :**
*Ánanda Sútram* (Précis philosophique)
*L'Ánanda Márga, le Chemin jusqu'au Royaume de la Béatitude, philosophie élémentaire*
*Idea and Ideology*
*La Faculté de connaître*
*Namámi Krśńa Sundaram*
*(Je salue la Splendeur de Krishna)*

**Morale :**
*Un Guide de conduite humaine – yama niyama,*

*les principes moraux et spirituels du yoga*

**Traité social :**
*Manuel pratique de l'Ánanda Márga, tomes 1 à 3*
*(Ánanda Márga Caryácarya)*

**Hygiène et santé :**
*Se soigner par le yoga, l'hygiène de vie et les remèdes naturels*

**Science et connaissance ésotérique :**
*Pramá, Les Microvita,* etc.

**Politique et social**
*La Vision de la TUP, la Théorie de l'Utilisation progres-*

siste/*La Démocratie écono-mique* (recueil)
*To the Patriots*
*Problèmes du jour*
*La Société humaine* (2 vol.)
*Prout in a nutshell* (21 vol.)

**Civilisation** :
*Sabhyatár Ádibindu - Ráŕh* (*Ráŕh: the starting point of civilisation*)

**Essais** :
*Libérer l'intelligence, pour un Nouvel humanisme*

**Philologie** :
*Varńa Vijiṋána* (La Science du langage)
*Varńa Vicitrá* (La Diversité des mots) (8 volumes)

**Dictionnaire** :
*Laghu Nirukta*

**Encyclopédies** :
(du bengali) *Shabda Cayaniká* (26 vol.) (inachevée)
*Krśi Kathá* (*Sur l'agriculture*)

*Ámáder Pratibeshii - Pashu o Pákhi* (*Nos amis les bêtes*)
*Path Calte Eti Kathá* (6 vol.) (*Chroniques de nos régions*)

**Chants et poésies** :
*Prabháta Saḿgiita* (Les Chants de l'aube) (165 vol.)

**Histoires** :
*Galpa Saiṋcayana* (12 vol.)

**Littérature enfantine** :
*Le Lotus d'or de la mer Bleue* (illustré pleine page)
*Dans les abysses de la mer Bleue ; Au Pays de cocagne* (*Haŕŕamálá*)
*Táŕá Bándhá Chaŕá*
*Nútan Varńa Paricay*

**Recueils de textes** :
*Une Promenade spirituelle en ce monde*
*Aspects avancés de la psychologie du yoga,*
*Neohumanism in a nutshell*
*A Few Problems solved*

Etc.

Vous trouverez aussi une récapitulation des ouvrages de l'auteur disponibles en français ainsi qu'où les trouver sur la page : **http://anandamarga.free/livres.htm**

Consultez aussi **https://ananda-marga.monsite-orange.fr**

# Table des matières

**Les postures, liste par noms sanscrits :** voir à la fin de la table des matières

**Les postures, liste par noms sanscrits :**
(par noms français : voir p. 212-214)

**Liste des postures (*ásanas*) par noms français :**
p. 212-214